Gourab Sarkar
Eenal Bhambri
Ankit Bharadwaj

Cuidados após o tratamento ortodôntico

Gourab Sarkar
Eenal Bhambri
Ankit Bharadwaj

Cuidados após o tratamento ortodôntico

ScienciaScripts

Imprint
Any brand names and product names mentioned in this book are subject to trademark, brand or patent protection and are trademarks or registered trademarks of their respective holders. The use of brand names, product names, common names, trade names, product descriptions etc. even without a particular marking in this work is in no way to be construed to mean that such names may be regarded as unrestricted in respect of trademark and brand protection legislation and could thus be used by anyone.

Cover image: www.ingimage.com

This book is a translation from the original published under ISBN 978-620-7-64091-1.

Publisher:
Sciencia Scripts
is a trademark of
Dodo Books Indian Ocean Ltd. and OmniScriptum S.R.L publishing group

120 High Road, East Finchley, London, N2 9ED, United Kingdom
Str. Armeneasca 28/1, office 1, Chisinau MD-2012, Republic of Moldova, Europe
Printed at: see last page
ISBN: 978-620-7-63746-1

Índice

INTRODUÇÃO

A prática ortodôntica tem atraído muitos pacientes que optam por um tratamento ortodôntico para melhorar a sua estética e função dentária. A sua popularidade também pode estar relacionada com os efeitos positivos do tratamento ortodôntico na autoestima e na interação social dos pacientes. Foi demonstrado que a má oclusão pode afetar negativamente a qualidade de vida relacionada com a saúde oral dos pacientes, especialmente os aspectos psicológicos. Ao tratar a má oclusão, o tratamento ortodôntico pode melhorar a função dentária e a estética dos indivíduos, bem como o seu bem-estar social e qualidade de vida.

O tratamento ortodôntico pode ter impacto na higiene oral, uma vez que os aparelhos ortodônticos tendem a reter restos de comida e placa bacteriana, constituindo um grande desafio para a sua limpeza. A adesão às práticas de higiene oral, particularmente durante o tratamento ortodôntico, é fundamental para manter uma boa saúde oral. Uma má higiene oral pode levar a danos permanentes nos tecidos dentários, desde lesões de manchas brancas a cáries dentárias.

Além disso, estudos recentes demonstraram um aumento da placa dentária após a colocação de aparelhos ortodônticos fixos. A não remoção da placa bacteriana durante o tratamento ortodôntico pode ser prejudicial para a saúde periodontal e pode levar ao desenvolvimento de gengivite e periodontite.

O impacto da saúde periodontal na saúde geral é significativo e não pode ser negligenciado. Nos últimos anos, tem havido uma quantidade crescente de literatura sobre as ligações entre a periodontite e a doença coronária. Os avanços na investigação de biomarcadores descobriram uma associação entre a periodontite e o aumento dos níveis séricos de vários biomarcadores inflamatórios.

Para manter uma boa saúde oral e periodontal, os pacientes ortodônticos devem praticar medidas de higiene oral optimizadas, tais como escovar os dentes pelo menos duas vezes por dia e usar ferramentas adicionais, incluindo auxiliares interdentários e colutórios. Portanto, manter um nível adequado de higiene oral durante o tratamento ortodôntico requer o compromisso do paciente em praticar boas medidas de higiene oral e desenvolver habilidades que exigem tempo, esforço e motivação.

O tratamento ortodôntico também pode ter influência na forma como os doentes comem.

Os doentes podem alterar os seus hábitos alimentares e optar por alimentos mais macios, uma vez que comer com aparelhos ortodônticos é desconfortável para eles. Além disso, os doentes ortodônticos são instruídos a minimizar o consumo de alimentos açucarados e pegajosos, uma vez que o risco de cáries e lesões de manchas brancas está associado ao aumento do consumo de açúcar.

A adesão do paciente à higiene oral e às instruções dietéticas durante o tratamento ortodôntico é um fator de adesão tão importante como as consultas regulares e a manutenção dos aparelhos, uma vez que todos eles são fundamentais para a obtenção de resultados clínicos de sucesso. Assim, a seleção, educação e motivação do paciente são passos essenciais que devem ser dados antes de iniciar o tratamento ortodôntico. Além disso, os conselhos de higiene oral e o acompanhamento periódico por parte dos profissionais de medicina dentária são importantes para atingir o nível necessário de consciencialização para a saúde oral e manter a motivação dos pacientes.

Os dentes têm uma tendência natural para voltarem à sua posição original após um procedimento ortodôntico. De facto, os dentes correm o maior risco de recuar nas primeiras semanas e meses após a descolagem. O osso e os ligamentos demoram algum tempo a manter os dentes firmemente na sua posição após o tratamento. Por isso, se os aparelhos de contenção não forem seguidos após a descolagem, os dentes podem começar a deslocar-se para a sua posição original. Assim, os doentes podem ter de usar as contenções durante todo o dia durante algum tempo e passar a usá-las apenas à noite, conforme sugerido pelo ortodontista.

RISCOS DO TRATAMENTO ORTODÔNTICO COMO QUADRO CONCEPTUAL

Como demonstrado na discussão anterior, a terapia ortodôntica inevitavelmente produz um desafio biológico para o sistema estomatognático. O resultado desse desafio depende tanto da natureza do tratamento que é realizado quanto de fatores relacionados ao paciente. Enquanto alguns aspectos da suscetibilidade do paciente aos riscos são essencialmente fixos (por exemplo, a genética), outros são modificáveis (por exemplo, a higiene oral). A Fig. 1 apresenta uma estrutura conceitual para ilustrar, em termos gerais, como o risco de resultados adversos na terapia ortodôntica se materializa através de uma sinergia entre o tratamento e o paciente.

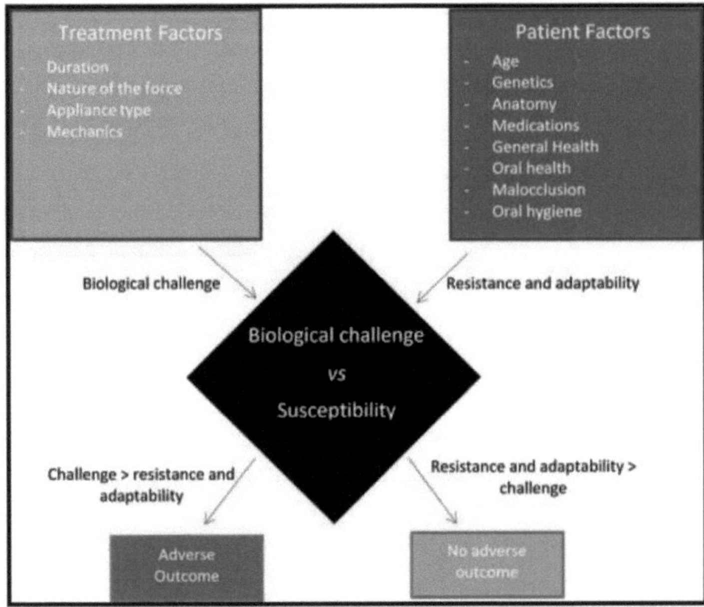

Figura 1: Um quadro concetual para explicar os riscos da terapia ortodôntica.

Nessa estrutura, um resultado adverso será o resultado de o desafio do tratamento exceder a resistência e a adaptabilidade do paciente em algum aspeto. Embora essa estrutura tenha limitações naturais, espera-se que ela ajude os clínicos a entender melhor a importância de se ter uma compreensão sólida dos aparelhos ortodônticos que eles usam, bem como das características do paciente que podem ter impacto sobre o tratamento.

Finalmente, os clínicos também devem gerir cuidadosamente as expectativas dos pacientes como parte da sua estratégia global de gestão de risco. Do ponto de vista médico-legal, um risco muito real do tratamento ortodôntico é a deceção do paciente com um resultado pretendido ou acidental do tratamento. Os objectivos do tratamento devem representar um acordo entre o paciente e o médico, e os médicos devem, portanto, ser honestos consigo próprios e com os pacientes sobre se os objectivos do tratamento são realistas. Embora um resultado adverso possa não ser necessariamente interpretado como negligência, o facto de não ter sido devidamente avisado com antecedência pode ser .

CUIDADOS DURANTE O TRATAMENTO ORTODÔNTICO

Intra-oral

A. Inflamação dos tecidos periodontais

Os aparelhos fixos dificultam a higiene oral, mesmo para os pacientes mais motivados, e quase todos os pacientes apresentam alguma inflamação gengival (Fig. 2). A resolução da inflamação ocorre geralmente algumas semanas após a descolagem, as bandas causam mais inflamação gengival do que as ligações, o que não é surpreendente, uma vez que as margens das bandas são frequentemente assentadas subgengivalmente.

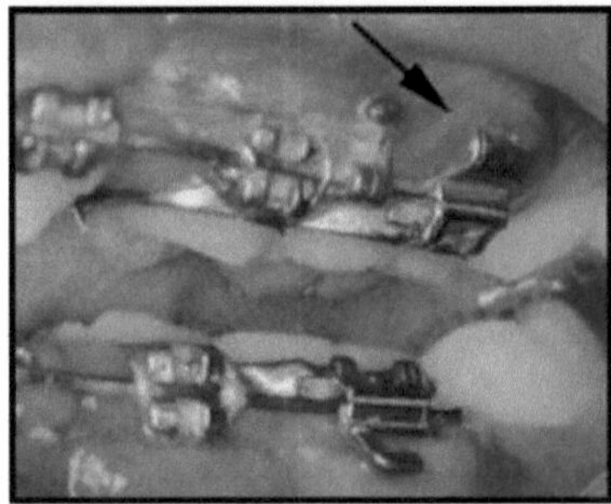

Figura 2: Inflamação gengival severa durante o tratamento com aparelho fixo.

Repare que a inflamação cobre o tubo do arnês e o gancho da banda molar superior.

Na sua maioria, a literatura sugere que o tratamento ortodôntico não afeta o estado periodontal dos pacientes a longo prazo. Pacientes com doença periodontal pré-existente requerem atenção especial, mas a perda óssea durante o tratamento não parece estar relacionada com a perda óssea anterior. A necessidade de uma excelente higiene oral durante o tratamento deve ser enfatizada em pacientes com doença periodontal existente. A utilização de ligaduras em vez de bandas nos molares e pré-molares pode ser mais apropriada para eliminar áreas de estagnação indesejadas. A retenção de placa aumenta com aparelhos fixos e a composição da placa também pode ser alterada. Há um aumento de organismos anaeróbios e uma redução de anaeróbios facultativos à volta das bandas, que são portanto periopatogénicos[1]

A instrução sobre higiene oral é essencial em todos os casos de tratamento ortodôntico, e deve ser enfatizada a utilização de adjuvantes como escovas de dentes eléctricas, escovas interproximais, colutórios com clorexidina, colutórios com flúor e limpeza profissional regular. No entanto, a motivação e a destreza do doente são fundamentais para o sucesso da higiene, e haverá sempre casos em que a higiene oral é insatisfatória desde o início. Este facto deve ser cuidadosamente considerado quando se aconselha um doente a fazer tratamento. A experiência mostra que os doentes que não são capazes de manter um ambiente oral saudável na ausência de ortodontia fixa irão falhar espetacularmente com os aparelhos colocados. O benefício deve, portanto, superar significativamente o risco de realizar o tratamento em tais pacientes (Figs. 3 e 4)

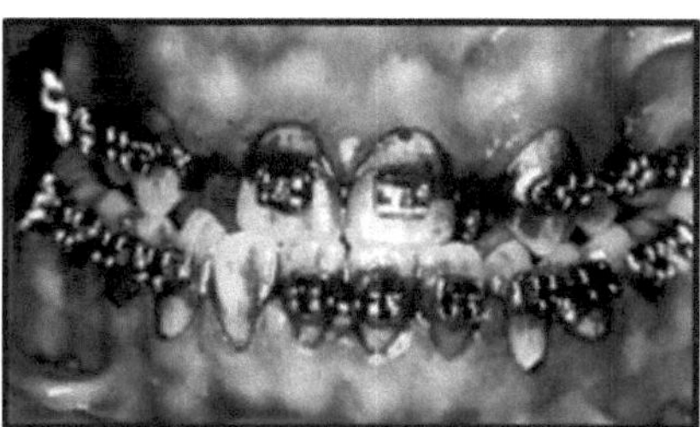

Figura 3: Solução de revelação que destaca as áreas de má higiene oral num doente

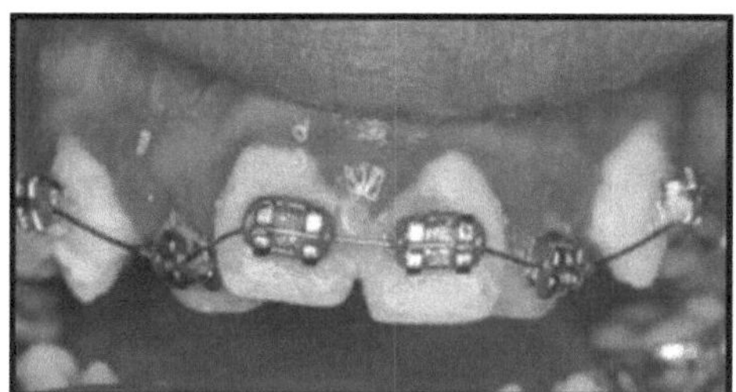

Figura 4: Falta crónica de higiene oral mostrando a acumulação de placa bacteriana na gengiva e à volta dos brackets

O tratamento ortodôntico pode ter um impacto no periodonto, promovendo gengivite, recessão gengival e aberturas gengivais.

Está bem estabelecido que os aparelhos ortodônticos podem prejudicar o controlo da placa bacteriana, levando à gengivite[2]. Embora a hiperplasia gengival associada possa ser uma preocupação estética, as implicações mais amplas da gengivite num periodonto saudável são, na sua maioria, limitadas. No entanto, a gengivite durante a ortodontia pode resultar em colapso periodontal em adultos com doença periodontal ativa e onde um biótipo gengival fino se sobrepõe a uma deiscência alveolar.

Vários estudos retrospectivos demonstraram que os pacientes que fizeram tratamento ortodôntico são mais propensos a ter recessão gengival do que os indivíduos que não o fizeram. Embora este achado não seja universal, uma revisão sistemática das evidências a este respeito descobriu que, em média, há um pequeno mas significativo prejuízo no periodonto como resultado da terapia ortodôntica: 0,03 mm de recessão, 0,23 mm de aumento da profundidade da bolsa e 0,13 mm de perda óssea alveolar. O risco de colapso periodontal pode ser maior em pacientes ortodônticos adultos. Um estudo de acompanhamento radiográfico de 343 pacientes ortodônticos adultos relatou que, embora a perda óssea média nos dentes anteriores fosse de 0,54 mm, mais de um terço dos pacientes apresentava uma perda óssea superior a 2 mm, o que se correlacionava positivamente com a idade[3]

A ortodontia pode pôr em causa a estabilidade periodontal, deslocando as raízes dos dentes para fora do seu compartimento alveolar e afinando a gengiva aderente. A face vestibular dos incisivos inferiores é particularmente vulnerável à recessão. Assim, os procedimentos que avançam os incisivos inferiores (como o alinhamento do apinhamento e a mecânica de classe II) têm de ser realizados tendo em conta este facto. Apesar de alguns fabricantes afirmarem o contrário, os braquetes autoligáveis não promovem a formação de osso alveolar à medida que os dentes são movidos facialmente.

A tendência moderna para tratamentos sem extração tornou este tópico particularmente relevante. Embora a evidência anedótica sugira que o avanço dos incisivos pode predispor à recessão gengival, os estudos de base populacional não conseguiram demonstrar consistentemente uma relação entre os dois. Além disso, um grande estudo de acompanhamento comparando pacientes com extração e sem extração não conseguiu mostrar quaisquer diferenças na sua experiência de recessão. Apesar do potencial dos retentores linguais fixos impedirem a higiene oral, as evidências sugerem que eles causam um prejuízo mínimo ao periodonto a longo prazo.

Em última análise, a natureza multifatorial da perda de inserção periodontal torna difícil quantificar a contribuição da terapia ortodôntica. Os factores de risco conhecidos incluem a idade, o biótipo gengival, o tabagismo, os hábitos de higiene oral, os piercings orais, a fixação frenal e o controlo da placa bacteriana. Além disso, quaisquer comparações que possam ser feitas entre estudos são confundidas por variações na má oclusão inicial, na mecânica do tratamento e no período de observação. Portanto, é provável que exista um subconjunto de pacientes com um número suficiente desses fatores de risco para experimentar uma perda de inserção clinicamente significativa como resultado da terapia ortodôntica. Com isso em mente, uma avaliação individual do risco de recessão deve informar o planeamento do tratamento do paciente ortodôntico e instruções adequadas de higiene oral devem ser dadas[4].

A doença periodontal inclui gengivite, perda óssea alveolar (periodontite) e perda do suporte gengival aderido. A reação periodontal aos aparelhos ortodônticos depende de múltiplos factores, tais como a resistência do hospedeiro, a presença de doenças sistémicas e a quantidade e composição da placa bacteriana. Fatores de estilo de vida, incluindo o fumo, também podem comprometer o suporte periodontal. Para além disso, os efeitos negativos da diabetes não controlada no suporte periodontal estão bem estabelecidos. O tratamento ortodôntico em indivíduos diabéticos não controlados é contraindicado. As bactérias presentes na placa dentária são o principal agente causador da doença periodontal. O tratamento ortodôntico com aparelhos fixos é conhecido por induzir um aumento no volume da placa bacteriana. No entanto, os aparelhos ortodônticos fixos causam uma mudança no tipo de bactérias. Portanto, o tratamento ortodôntico fixo pode resultar em gengivite localizada, que raramente progride para periodontite. O fator que determina a condição do periodonto durante o tratamento ortodôntico é o nível de higiene oral. Por isso, as instruções de higiene oral devem ser dadas antes do início do tratamento ortodôntico e reforçadas em cada consulta. A escovagem regular dos dentes é a primeira linha de defesa no controlo da placa bacteriana. A utilização de escovas de dentes eléctricas e ultra-sónicas tem-se revelado superior à escovagem manual no controlo da placa bacteriana nas superfícies vestibulares e na redução da inflamação gengival. É necessária a utilização de uma escova interproximal para além da escova ortodôntica. A concentração de flúor na pasta dentífrica utilizada na escovagem não deve ser inferior a 0,1%. A utilização de pasta dentífrica com fluoreto estanoso produziu um maior efeito inibidor no desenvolvimento da placa dentária e da gengivite. A utilização de vernizes com flúor e clorohexidina reduz os níveis de placa bacteriana. A higiene oral durante o tratamento ortodôntico é a chave para a manutenção de um periodonto saudável. O tratamento ortodôntico de pacientes com doença periodontal ativa está contraindicado, uma vez que o risco de uma nova degradação periodontal aumenta significativamente. É necessária uma avaliação completa do estado periodontal, especialmente em pacientes adultos, e o controlo do estado periodontal é necessário antes do início do tratamento ortodôntico. É necessário um exame cuidadoso do nível de gengiva aderida antes do tratamento ortodôntico completo. O nível de gengiva aderida é medido a partir da margem gengival livre até à junção mucogengival, menos a profundidade do sulco gengival. O movimento dentário na direção labio-lingual pode ser realizado dentro do envelope do periodonto sem efeitos prejudiciais no nível da gengiva aderida. Se um nível inadequado de gengiva aderida estiver presente antes do tratamento ortodôntico, uma consulta periodontal deve ser realizada, especialmente se o movimento labial dos dentes for antecipado[5]

O aumento gengival (GE) é uma condição multifatorial que se desenvolve em resposta a vários estímulos e interacções entre o hospedeiro e o ambiente. Este aumento do tamanho da gengiva pode ser induzido pela placa bacteriana ou associado a perturbações hormonais sistémicas. Também ocorre como uma manifestação associada a doenças genéticas ou pode ser devido a várias discrasias sanguíneas, como a leucemia e a trombocitopenia. Dependendo da extensão e da gravidade, esses aumentos podem levar a distúrbios funcionais, como alteração da fala, dificuldade de mastigação e problemas estéticos e psicológicos. A GE inflamatória pode ser classificada como aguda ou crónica. As alterações crónicas são muito mais comuns. A capacidade de efetuar medidas de higiene oral está comprometida em alguns doentes com GE, o que pode ser ainda mais complicado pela presença de próteses e aparelhos ortodônticos fixos. Isto pode levar a uma maior inflamação e a uma maior acumulação de placa bacteriana, levando à transformação do sulco gengival numa bolsa periodontal onde a remoção da placa bacteriana se torna impossível. As abordagens terapêuticas relacionadas com a GE baseiam-se na etiologia subjacente e nas alterações subsequentes que esta manifesta nos tecidos. As principais modalidades de tratamento envolvem a obtenção de uma história clínica detalhada e terapia periodontal não cirúrgica, seguida de excisão cirúrgica para manter as exigências estéticas e funcionais. O presente relato de caso apresenta o tratamento do GE crónico associado à terapia ortodôntica.

A GE é definida como um crescimento anormal dos tecidos gengivais. É uma condição invulgar que causa perturbações estéticas, funcionais e psicológicas num indivíduo. Se a causa for claramente evidente, pode ser fácil para um dentista chegar a um diagnóstico clínico de GE, mas, por vezes, torna-se necessário procurar aconselhamento médico para explorar a causa e identificar as doenças subjacentes, as interacções medicamentosas ou as alterações naturais do corpo, e para desenvolver um plano de tratamento eficaz. O aumento da gengiva resultante de alterações inflamatórias agudas ou crónicas é normalmente uma complicação secundária de qualquer outro tipo de aumento, o que resulta num aumento combinado. Assim, a compreensão da dupla etiologia é a chave para o sucesso do tratamento. A origem é um ligeiro balonamento da papila interdental e da gengiva marginal, formando uma protuberância à volta do dente afetado. Pode ser localizada ou generalizada e progride lentamente, a menos que seja complicada por infeção aguda ou trauma. São geralmente massas indolores, de crescimento lento e podem ocasionalmente ocorrer como massas sésseis ou pedunculadas que se assemelham a um tumor. Podem sofrer uma redução espontânea do tamanho, seguida de exacerbação e aumento contínuo. Apresentam também uma preponderância de células e líquido, com ingurgitamento vascular, formação de novos capilares e alterações degenerativas associadas, mostrando assim características exsudativas e proliferativas de inflamação crónica. As lesões que são relativamente firmes e rosadas e resistentes têm um maior componente fibrótico com uma abundância de fibroblastos e fibras de colagénio. São causadas por exposição prolongada à placa bacteriana, má higiene oral, irritação por anomalias anatómicas e restaurações inadequadas, sendo os aparelhos ortodônticos os factores que favorecem a acumulação de placa bacteriana e aumentam a patogenicidade dos micróbios Os aumentos inflamatórios crónicos causados principalmente por edema e infiltração celular são tratados por destartarização e alisamento radicular, desde que o tamanho do aumento não interfira com a remoção completa dos depósitos. Quando incluem um componente fibrótico, a remoção cirúrgica é o tratamento de eleição. Quando a gengiva alargada permanece macia e friável, recorre-se à gengivectomia. No entanto, se a gengivectomia remover toda a gengiva aderida, criando problemas mucogengivais, então a operação com retalho é indicada.O presente relato de caso revela um GE inflamatório crónico devido à terapia ortodôntica. Estes alargamentos estão frequentemente associados a uma acumulação de placa bacteriana de longa data. Além disso, a presença dos aparelhos pode ter comprometido ainda mais a manutenção de uma higiene oral adequada. Consequentemente, notou-se que, uma vez que os aparelhos foram removidos e as instruções de higiene oral foram reforçadas, o paciente foi capaz de manter uma boa higiene oral. Impacto significativo da remoção do aparelho ortodôntico e da profilaxia profissional na saúde periodontal. O reforço de uma higiene oral eficaz é essencial, uma vez que os pacientes têm tendência a voltar ao seu comportamento original. Isto reflecte a importância da educação, motivação e adesão do paciente durante e após o tratamento dentário. O paciente deve ser colocado num programa de manutenção para preservar uma dentição saudável. Uma revisão sistemática efectuada por Gray e Mc Intyre determinou a eficácia da promoção da saúde oral ortodôntica (OHP) na saúde gengival, e verificou-se que o programa OHP para pacientes submetidos a tratamento ortodôntico com aparelho fixo produz uma redução a curto prazo (até 5 meses) na placa bacteriana e uma melhoria na saúde gengival. Estudos actuais têm demonstrado que a higiene oral está fortemente relacionada com a inflamação da gengiva e a reversibilidade associada após intervenções de destartarização, curetagem e planeamento radicular. Isto reflecte a importância da educação, motivação e adesão do paciente durante e após o tratamento dentário[6]

O tratamento ortodôntico, especialmente o aparelho fixo, pode causar acumulação de placa bacteriana, resultante da dificuldade do paciente no controlo da placa bacteriana, permitindo eventualmente a ocorrência de inflamação da gengiva. Medidas meticulosas de higiene oral durante o curso do tratamento ortodôntico otimizariam significativamente o resultado e evitariam eventos adversos [11]
sobre o periodonto

B. Problemas de fala

Os aparelhos ortodônticos podem afetar a fala diretamente, impedindo a articulação dos sons, ou indiretamente, afectando a saúde física e mental de uma pessoa. Embora o potencial dos aparelhos ortodônticos para dificultar a fala tenha sido objeto de investigação há mais de 60 anos, as associações profissionais de ortodontia nem sempre abordam este tópico nas suas campanhas de educação pública sobre os riscos do tratamento ortodôntico

O efeito dos aparelhos ortodônticos na fala é principalmente um problema quando o espaço lingual é invadido. Por isso, os pacientes referem que os aparelhos removíveis afectam mais a fala do que os aparelhos fixos labiais. O tempo de recuperação da fala para expansores palatinos colados e retentores Hawley tende a ser de aproximadamente 1 semana. Este tempo é semelhante ao tempo de adaptação para próteses totais superiores, o que pode sugerir que a idade não é um fator significativo para a adaptação da fala neste contexto. De facto, um estudo envolvendo expansores palatinos colados não encontrou qualquer relação entre a idade do paciente e o tempo de adaptação à fala. A adaptação à fala pode ser mais rápida se a espessura e a quantidade de cobertura palatina de um aparelho forem minimizadas. Essa observação pode explicar o impacto aparentemente leve e de curta duração do Invisalign na fala de muitos pacientes. Deve-se notar, no entanto, que esses estudos não consideraram o impacto das novas características do alinhador que colocam características auxiliares na superfície palatina dos incisivos superiores (por exemplo, rampas de mordida) que podem afetar a fala.

O efeito dos aparelhos linguais fixos na fala também é bem reconhecido. Além de invadir as superfícies necessárias para a fonação, os aparelhos linguais podem interferir na fala ao causar ulceração na língua. Shalish *et al.* compararam o impacto do Invisalign, dos aparelhos labiais e linguais na qualidade de vida e descobriram que os pacientes relataram dificuldade para falar por uma média de 2, 4 e 6 dias, respetivamente. Outros estudos colocaram o tempo de recuperação da fala para aparelhos linguais entre 1 e 3 meses[7]

C. Trauma

Em caso de traumatismo ocular num doente que utilize um arnês, foram concebidos vários produtos de segurança para o arnês e estão agora disponíveis directrizes explícitas. Estas medidas incluem arcos de segurança (Fig. 5 e 6), cintas rígidas para o pescoço (Fig. 7) e produtos de libertação rápida (Fig. 8) para evitar que o arco se solte dos tubos molares ou actue como um projétil. Uma pesquisa realizada entre ortodontistas britânicos encontrou uma incidência de 4% de lesões faciais com o uso de aparelhos extrabucais. Dessas lesões, 40% foram extra-orais e 50% delas ocorreram no meio da face. Dois pacientes ficaram cegos em decorrência de traumas causados pelo aparelho extrabucal. As lesões oculares são pouco frequentes, mas constituem um risco grave, devendo ser utilizados todos os métodos disponíveis para reduzir o risco de lesões oculares penetrantes. Todos os arneses e arcos de Kloehn devem incorporar um dispositivo de segurança. O não cumprimento das directrizes de segurança relativas à utilização de arneses é indefensável do ponto de vista médico-legal[8]

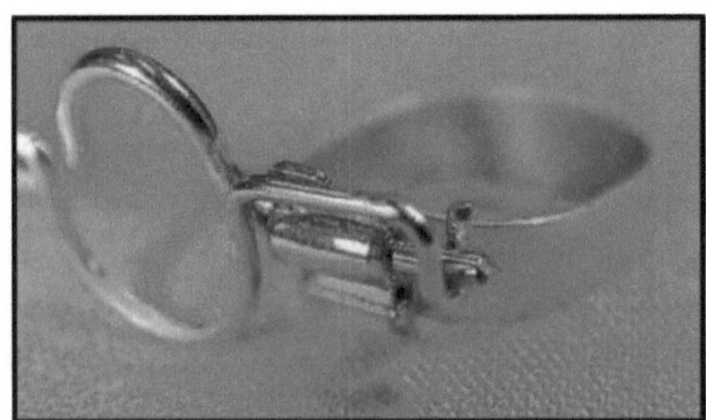

Figura 5: Arco de segurança Kloehn com laços recurvados para suavizar as extremidades distais e evitar ferimentos se o arco se desengatar[1]

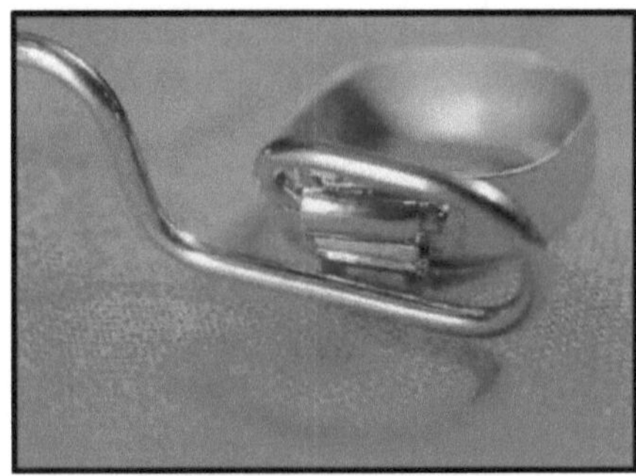

Figura 6: Arco de Kloehn de segurança com mecanismo de bloqueio Nitom para evitar o desengate do tubo molar

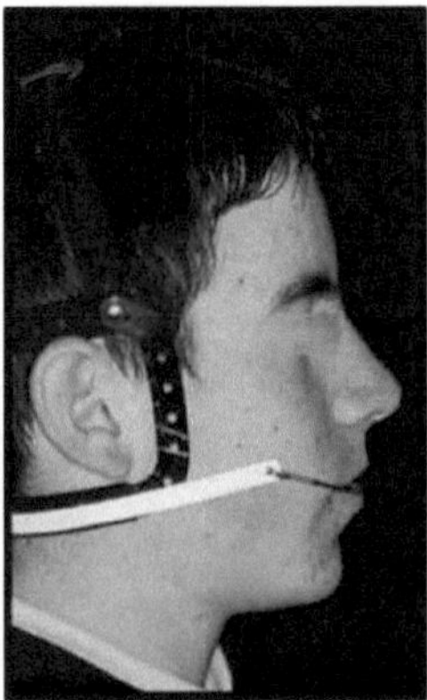

Figura 7: Arnês de cabeça Interlandi com uma correia de segurança Masel rígida para segurar o arco de Kloehn e impedir o desengate dos tubos bucais

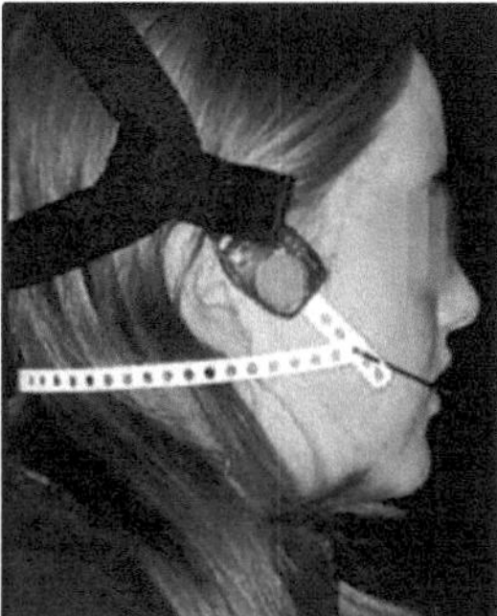

Figura 8: Fixação do arnês de libertação rápida.

A conceção de rutura permite que o arco saia do tubo do arnês, mas já não está sob tensão e, por conseguinte, não pode atuar como projétil.

A laceração da gengiva e da mucosa, vista como áreas de ulceração ou hiperplasia, ocorre freqüentemente durante o tratamento ou entre as sessões de tratamento, devido ao fio (Fig. 9) e aos braquetes, especialmente quando longos trechos de fio sem suporte encostam nos lábios. O uso de cera dentária sobre o braquete pode ajudar a reduzir o trauma e o desconforto (Fig. 10), assim como o uso de protetores de borracha no fio sem suporte (Fig. 11).

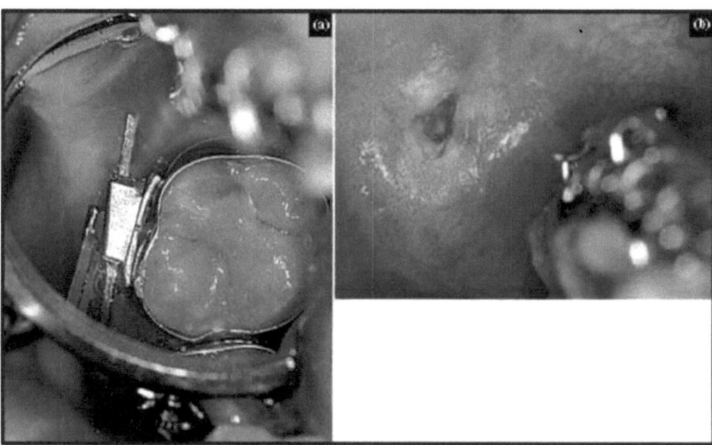

Figura 9: Traumatismo na bochecha devido a um comprimento distal invulgarmente longo do fio, resultando numa úlcera

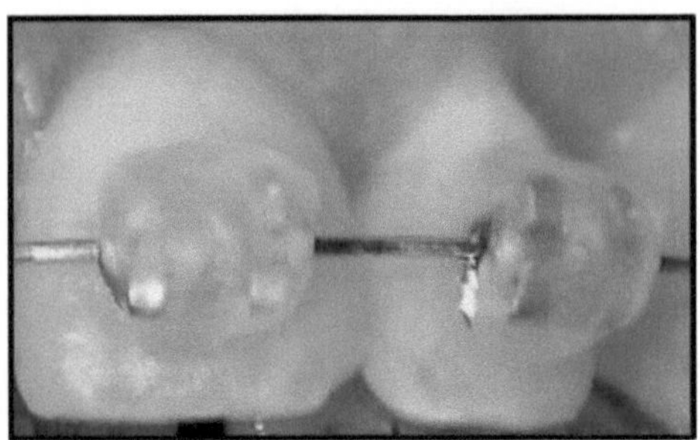

Figura 10: A cera dentária colocada sobre um bracket pode aliviar a dor da ulceração no lábio e na mucosa

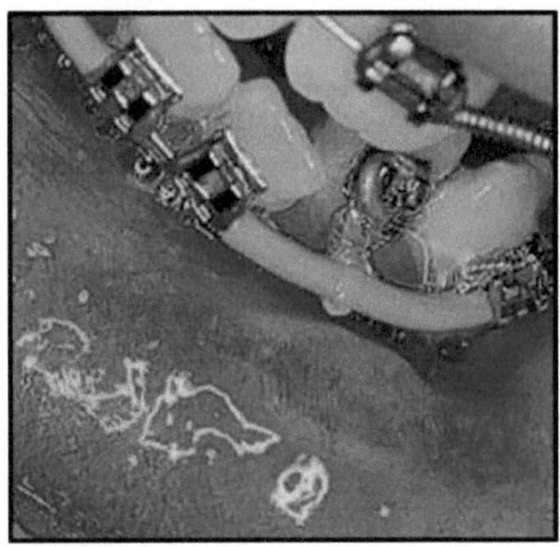

Figura 11: Úlcera no lábio inferior de um paciente devido a um longo trecho de fio sem suporte.

Foi colocada uma manga de proteção ao longo do fio para evitar mais traumatismos

D. Alergia

A alergia ao níquel é mais comum em contextos extra-orais, mais frequentemente no arco facial do arnês ou na correia da cabeça. Mais de 1% dos pacientes apresentam alguma forma de dermatite de contacto a fechos de correr e botões/estampas no vestuário. Desses pacientes, 3% afirmam ter tido uma erupção cutânea semelhante com aparelhos ortodônticos (Fig. 12). O uso de esparadrapo sobre a área em contacto com a pele é suficiente para aliviar os sintomas. Já foram relatadas alergias ao látex e a materiais de colagem, embora sejam raras.

A alergia a componentes ortodônticos intra-orais é extremamente rara, no entanto, existem estudos sobre a libertação de níquel e a corrosão de metais com aparelhos fixos. Verificou-se uma libertação significativa de níquel e ferro na saliva dos pacientes logo após a colocação dos aparelhos fixos. No entanto, não foi encontrada qualquer diferença significativa nas concentrações de níquel ou ferro entre os controlos e os indivíduos em que os aparelhos estavam colocados há várias semanas. O significado clínico da libertação de níquel ainda não é claro, mas deve ser considerado em pacientes sensíveis ao níquel. Existem alguns casos com alergias graves ao látex que podem ser afectados por elastómeros ou luvas de operador[9]

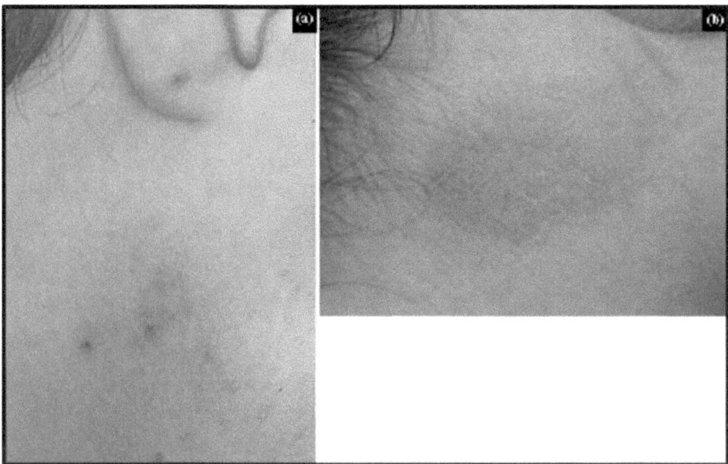

Figura 12: Alergia ao níquel (dermatite de contacto) num utilizador de um arnês

E. Queimaduras

As queimaduras, quer térmicas quer químicas, são possíveis tanto intra como extra-oralmente com a utilização inadvertida de produtos químicos ou instrumentos. Os instrumentos de ataque ácido, os instrumentos de descolagem electrotérmica e os instrumentos esterilizados que não arrefeceram são todos susceptíveis de causar queimaduras, pelo que se deve ter cuidado na sua utilização.

SISTÉMICA

A. Infeção cruzada

A propagação da infeção entre doentes, entre o operador e o doente e por terceiros deve ser evitada através de procedimentos de infeção cruzada em toda a cirurgia. A utilização de luvas, máscaras, instrumentos esterilizados e áreas de trabalho "limpas" são fundamentais. Deve ser feita uma história clínica de cada doente para determinar os factores de risco, embora o controlo das infecções cruzadas deva ser de qualidade para evitar a contaminação cruzada, independentemente do estado clínico.

Diariamente, o dentista e o seu pessoal correm o risco de serem expostos a um vasto leque de doentes com doenças transmitidas pelo sangue, como o VIH/SIDA, a hepatite B e a hepatite C, e doenças transmitidas pelo ar, como a gripe e a tuberculose. A infeção pode ser transmitida diretamente por fluidos orais, sangue, instrumentos e superfícies contaminados ou através do sistema respiratório. Para realizar o controlo da infeção com precisão e reduzir o risco de contaminação cruzada, todos os doentes têm de ser tratados praticando as precauções universais, que incluem as etapas imperativas de desinfeção e esterilização[10]

Os ortodontistas não realizam cirurgia oral, mas entram em contacto direto com sangue e fluidos orais de pacientes saudáveis ou de pacientes com doenças infecciosas quando colocam ou removem aparelhos fixos. Alguns instrumentos ortodônticos utilizados regularmente têm dobradiças e arestas cortantes, o que torna a desinfeção antes da esterilização um procedimento delicado. Os instrumentos têm de ser limpos e secos antes da esterilização, de modo a minimizar os danos e a corrosão, quando aplicável, e a aumentar a sua vida útil

Os vários materiais e instrumentos dentários utilizados diariamente tornam necessários estudos específicos sobre o controlo de infecções, uma vez que os seus componentes e/ou os seus procedimentos de manutenção podem ser diferentes. As normas de controlo de infeção e as precauções universais permanecem geralmente inalteradas, mas os avanços tecnológicos, os novos produtos, os novos materiais e os novos dados requerem uma avaliação constante e ajustamentos das técnicas em conformidade. Por conseguinte, é nossa obrigação aplicar as práticas de desinfeção e esterilização mais recentes para obter os melhores resultados.

As primeiras instruções gerais de controlo de infecções para a medicina dentária foram publicadas pelo Center for Disease Control and Prevention (CDC) em 1986 e são actualizadas todos os anos a este respeito. O princípio principal é considerar cada doente como estando infetado, porque muitas doenças infecciosas podem estar presentes num indivíduo sem quaisquer sinais e sintomas, especialmente numa fase inicial. A Associação Americana de Dentistas recomenda a todo o pessoal que faz parte da equipa dentária que aplique as precauções universais para evitar a infeção e a contaminação cruzada. As precauções universais sugerem a aplicação padrão de técnicas de controlo de infecções e de esterilização para cada doente[13] .

Infeção e contaminação

A infeção é a instalação de microrganismos em qualquer um dos tecidos de um corpo vivo para viver e proliferar. A doença é a reação dos tecidos expostos a estes agentes nocivos que são chamados micróbios (Georgescu, 2002).

A transferência de agentes patogénicos materializa-se através de contacto direto e indireto, inalação e inoculação e os microrganismos que participam na contaminação e infeção cruzada durante os procedimentos dentários, áreas afectadas no corpo e doenças associadas .

Para que a infeção ocorra são necessários quatro factores que definem a "cadeia de infeção". Estes factores são:

1. Organismo sensível à infeção
2. Microrganismo suficientemente virulento e patogénico para causar uma infeção
3. Portador de infeção
4. Porta de entrada no organismo

Não haverá doença se os quatro não estiverem presentes. Uma estratégia eficaz de controlo da infeção visa quebrar qualquer um dos anéis desta cadeia, a fim de evitar a doença.

Infeção cruzada em medicina dentária

Os microrganismos são facilmente transferidos entre pacientes, dentistas e pessoal dentário em consultórios privados. A infeção que envolve estas pessoas é designada por infeção cruzada A cavidade oral alberga os microrganismos que acarretam o risco de infeção por contaminação. O controlo da infeção é o tema mais frequentemente discutido. O risco de infeção abrange uma vasta gama de áreas, de doente para doente, de doente para médico, de doente para pessoal dentário e para técnicos de laboratório. Todas as entidades patronais são responsáveis pela proteção do seu pessoal e dos doentes contra infecções cruzadas, aplicando precauções de esterilização e desinfeção de alto nível[13]

CONTROLO DE INFECÇÕES EM MEDICINA DENTÁRIA:

Durante a consulta inicial, deve ser recolhida uma história clínica detalhada e completa do paciente e, nas consultas subsequentes, actualizada em conformidade. Embora os problemas de saúde gerais afectem a natureza do tratamento dentário, a anamnese médica não é a forma mais fiável de determinar os indivíduos que são portadores assintomáticos e desconhecem a sua doença. Por conseguinte, a história social é frequentemente útil.

Vacinação

Recomenda-se sempre aos ortodontistas que sejam vacinados contra a tuberculose, a rubéola, a difteria, o tétano e, mais importante ainda, contra o VHB A vacina contra a hepatite B consiste em 3 injecções no músculo deltoide. Os efeitos secundários são mínimos e pouco frequentes. Algumas pessoas não têm um nível suficiente de anticorpos (anti-HBs Ag) após a terceira injeção. Esta situação verifica-se sobretudo em doentes imunodeprimidos, idosos e indivíduos com excesso de peso. Cinco anos após a vacinação, a imunidade permanece apenas em 7% dos indivíduos. Por conseguinte, são necessárias doses de reforço. As doses de reforço são administradas em intervalos de 3-5 anos após a vacinação.

Equipamento de proteção do pessoal

Os ortodontistas devem usar luvas durante a limpeza e o contacto com instrumentos e superfícies contaminados. As mãos devem ser lavadas depois de retirar as luvas após cada doente. Mudar ou lavar as luvas irá perturbar a estrutura das luvas como barreira e não é uma prática aceite.

Devem ser usadas máscaras cirúrgicas, óculos de proteção e máscaras faciais de plástico durante os procedimentos orais susceptíveis de salpicar sangue, saliva e fluidos orais. Quando houver risco de contaminação por sangue ou saliva, deve usar batas descartáveis ou vestuário de laboratório. Estes aventais devem ser mudados quando contaminados com sangue Pode utilizar revestimentos à prova de água de utilização única, como a folha de alumínio, para revestir superfícies difíceis de limpar. Os revestimentos devem ser retirados sem retirar as luvas e as luvas contaminadas devem ser eliminadas juntamente com as luvas.

Proteção das mãos e da pele

Os cuidados e a proteção da pele são necessários para manter o risco de infeção cruzada viral a um nível mínimo. As infecções das mãos e dos dedos ocorrem frequentemente e podem causar infecções cruzadas com outros doentes. O uso de luvas reduz a possibilidade de transmissão de infecções virais dos dentistas para os doentes e a acumulação de sangue e microrganismos nas unhas. As luvas de látex e de vinil não esterilizadas impedem a entrada de sangue e de microrganismos transmitidos pela saliva a partir de cortes, abrasões e feridas nas mãos. Mas as mãos e as unhas devem ser limpas com anti-sépticos cutâneos adequados, tanto antes de usar como depois de retirar as luvas

Batas clínicas e de laboratório

A roupa do dia a dia pode ser protegida contra a contaminação usando uniformes ou roupas sobre eles. As roupas contaminadas com sangue, saliva e secreções orais devem ser lavadas com água e cloro, se possível. Um sistema normal de lavagem e secagem adequado às recomendações do fabricante é suficiente para eliminar os microrganismos nocivos, incluindo os vírus[13]

Proteção dos olhos

Os aparelhos de proteção são utilizados para proteger os olhos e as membranas mucosas de partículas macroscópicas, de lesões químicas e de perdas causadas por infecções microbianas. Para além dos médicos e do pessoal auxiliar, as viseiras também podem ser utilizadas pelos doentes para proteger os olhos.

Os olhos podem ser protegidos por diferentes tipos de óculos, mas o ideal é que sejam de plástico e que ambos os lados tenham propriedades protectoras. Podem ser utilizados isoladamente, mas também podem ser utilizados com óculos de proteção. Estes óculos podem ser facilmente limpos e desinfectados sem deformação, se necessário.

Pode também utilizar máscaras de plástico que cubram completamente o rosto em vez de óculos (visor). O glutarahdeído pode ser utilizado para a limpeza dos óculos. Foi referido que os iodoformes causam coloração. Não existem atualmente informações sobre os efeitos das soluções de hipoclorito. Foi referido que a autoclavagem de plásticos prejudica as propriedades ópticas deste tipo de óculos.

Instrumentos de mão

Os instrumentos manuais devem ser esterilizados pelo calor e os canais de água devem ser limpos com a ajuda de água pressurizada no início e no fim de cada dia, entre cada doente, porque os instrumentos utilizados em medicina dentária estão em contacto com as membranas mucosas e as suas estruturas complexas limitam a limpeza, a desinfeção e a esterilização das superfícies internas e externas. Os instrumentos manuais devem ser esterilizados entre pacientes através de métodos apropriados. As recomendações de esterilização, lubrificação e armazenamento dos fabricantes devem ser rigorosamente seguidas para que os instrumentos sejam duradouros. Atualmente, todos os instrumentos manuais de alta e baixa velocidade são considerados resistentes ao calor pelos fabricantes. A eliminação da superfície ou a desinfeção por meio de anti-sépticos químicos dos instrumentos manuais nas unidades dentárias que estão em contacto com o ar e os cursos de água não são os métodos de limpeza propostos para voltar a utilizar o instrumento. Estes instrumentos têm peças substituíveis e, por conseguinte, recomenda-se que as peças descartáveis sejam substituídas após cada utilização.

Remoção de instrumentos cortantes e resíduos infecciosos

O sangue do doente e os instrumentos cortantes contaminados com saliva devem ser considerados como infectados e devem ser tomadas as precauções necessárias para evitar ferimentos. Para evitar acidentes com agulhas, deve dar-se preferência à utilização de seringas descartáveis e os instrumentos cortantes devem ser colocados em caixas resistentes à perfuração, devendo estas caixas ser deixadas numa área próxima.

As precauções que devem ser tomadas aquando da utilização de instrumentos cortantes são as seguintes: Todos os ortodontistas devem usar vestuário de proteção durante as operações clínicas e de limpeza. Todo o pessoal que contacte com fluidos corporais deve ser vacinado. Os instrumentos cortantes não devem ser deixados à mão e não devem ser passados de mão em mão. As agulhas devem ser colocadas na sua tampa com a ajuda de um instrumento adequado e devem ser deitadas fora imediatamente após a sua utilização.

Todos os funcionários devem ter conhecimentos pormenorizados sobre a utilização e a eliminação de instrumentos cortantes. A gaze, os rolos de algodão e os resíduos descartáveis contaminados com sangue devem ser colocados em sacos de plástico impermeáveis e retirados. Deve haver alguém que troque as caixas por outras vazias.

A probabilidade de qualquer tipo de transferência de microrganismos através da roupa é baixa. Por conseguinte, a lavagem e secagem normais de roupa suja é um bom método de limpeza e é suficiente. Deve usar luvas durante o processamento de sangue, fluido de tubo absorvente de saliva e outros resíduos líquidos. Os líquidos devem ser vertidos com cuidado para um canal ligado aos esgotos.

Procedimentos de esterilização e desinfeção em ortodontia: Definições

Esterilização: A esterilização destrói todas as formas de microorganismos, incluindo vírus e esporos bacterianos e micóticos. Um instrumento pode ser estéril ou não estéril.

Desinfeção: A desinfeção é o processo de destruição ou inibição da maioria dos microrganismos patogénicos e de inativação de alguns vírus, reduzindo assim a contaminação microbiana para níveis de segurança.

Antissepsia: Aplicação de produtos químicos em tecidos vivos para evitar infecções. Assepsia: Significa um ambiente livre de germes. É a destruição de todos os microrganismos causadores de doenças no ambiente de trabalho.

Descontaminação: o trabalho contra todos os tipos de germes para reduzir a fonte microbiana em número para proteção contra contaminação inesperada e infeção é chamado de descontaminação.

Os instrumentos utilizados no hospital variam em função do risco de infeção. O método de desinfeção é selecionado de acordo com o nível de risco de infeção. A esterilização de todos os instrumentos e equipamentos utilizados em medicina dentária é extremamente importante, mas nem sempre é possível aplicar o método mais eficaz. Nesses casos, deve ser utilizado qualquer método de desinfeção adequado.

Técnicas de esterilização

Os fundamentos da medicina moderna assentavam na possibilidade de contaminação da ferida ou do médico por microrganismos.

Este processo teve início com a descrição de Pasteur da "presença de germes de microrganismos nas superfícies de todos os objectos que se encontram habitualmente nos hospitais", na Academia Francesa de Medicina, em 30 de abril de 1878.

Um dos registos mais antigos de esterilização é o trabalho de um físico em 1832, de Manchester, chamado William Henry, sobre o efeito da pressão da água aquecida num recipiente sobre bactérias infecciosas.

Fases de esterilização

1. Limpeza

2. Embalagem - carregamento

3. Esterilização

4. Descarga - registo

5. Armazenamento - distribuição

Esterilização e desinfeção de instrumentos e materiais ortodônticos

Os ortodontistas geralmente não efectuam operações muito intensivas nos tecidos e não tratam doenças infecciosas. No entanto, apesar disso, os pacientes podem ser portadores de germes que podem infetar outras pessoas. A utilização de técnicas de esterilização adequadas é importante hoje em dia devido aos aspectos profissionais, éticos e legais. Embora não seja possível obter uma esterilização completa nas clínicas de ortodontia, é possível aproximar-se de uma esterilização ideal utilizando novas técnicas.

Na área da medicina dentária, os ortodontistas estão em segundo lugar no que diz respeito à incidência da hepatite B. O vírus HTLV-III (SIDA) é mais fraco e menos infecioso. Os ortodontistas tornaram-se mais conscientes da necessidade de descontaminação da superfície dos instrumentos que utilizam com o aumento da incidência da SIDA, tal como da hepatite B.

Esterilização de alicates ortodônticos

Antes da esterilização por calor seco, se gotas de água ou excesso de desinfetante forem deixados nos alicates, eles podem ser severamente danificados. A corrosão desses instrumentos é uma das poucas conseqüências da esterilização que os ortodontistas enfrentam. A corrosão é um evento eletroquímico que os metais sofrem quando reagem com um oxidante como resultado de reações de oxidação e redução.

Para evitar a corrosão, os alicates ortodônticos devem ser secos com ar sob pressão antes da esterilização. Se não forem bem secos, a reação dos iões criará uma camada solta de ferrugem. A corrosão também pode ser evitada lubrificando as superfícies das articulações com soluções adequadas. A esterilização em autoclave afecta negativamente os instrumentos ortodônticos, provocando o embotamento e a corrosão das suas arestas cortantes. E uma das suas maiores desvantagens é o facto de consumir muito tempo. Por isso, pode ser recomendada como alternativa a imersão em nitrato de sódio a 1%. A esterilização química a vapor insaturado de alicates é apropriada para minimizar a corrosão, mas esse método requer uma área bem ventilada para eliminar odores nocivos.

Os efeitos da autoclavagem, do calor seco e da esterilização química durante 500 ciclos de utilização, na dureza, degradação e nitrificação da cor da superfície. O aumento máximo da dureza foi observado quando se utilizou a autoclave, e o menor quando se utilizou a esterilização por calor seco. A degradação da cor da superfície foi observada em todos os grupos, mas principalmente quando se utilizou a esterilização química. Em resumo, as alterações clínicas e metalúrgicas em todos os grupos deste estudo, após 500 ciclos de esterilização, são realmente mínimas. Por conseguinte, podem ser omitidas.

A esterilização com esferas de vidro é outro método viável, no qual os alicates são deixados dentro do esterilizador a 218° C (450θF) por apenas 15 segundos. Noutro estudo, avaliaram a resistência à corrosão de alicates ortodônticos após esterilização química com desinfectantes de superfície. De acordo com os seus resultados, a esterilização por calor seco não corrói os instrumentos tanto quanto a esterilização química. Uma vez que os alicates ortodônticos foram usados clinicamente e, portanto, contaminados com fluidos orais e placa bacteriana, a eficiência de diferentes métodos de desinfeção foi avaliada. Assim, verificou-se que a desinfeção por spray (Incidur ou Iso - Septol) foi insuficiente para reduzir a quantidade de microrganismos. Por esta razão, a desinfeção de alicates ortodônticos com desinfectantes em spray é proibida. A imersão dos instrumentos numa solução desinfetante também se revelou insuficiente para reduzir a quantidade de microrganismos. Pode obter-se uma desinfeção de alto nível com sucesso utilizando um banho de ultra-sons (Sekusept 5%). A desinfeção térmica permite obter resultados positivos, diminuindo assim a quantidade de microrganismos.

Desinfeção de brackets ortodônticos

A clorexidina é um desinfetante adequado para ser utilizado em brackets metálicos ou cerâmicos. Num estudo que avaliou o efeito da solução de clorexidina a 0,01% em brackets metálicos e cerâmicos, verificou-se que a clorexidina não tem um efeito significativo na capacidade de adesão dos brackets metálicos. Por outro lado, a capacidade de adesão dos brackets cerâmicos é significativamente afetada por esta solução desinfetante, mas o efeito clínico não atinge níveis inferiores a 6-8 Mpa.

Descontaminação de bandas ortodônticas

As bandas de aço inoxidável de vários tamanhos são frequentemente utilizadas nos molares durante o tratamento ortodôntico fixo. A escolha do tamanho adequado requer muitas vezes várias tentativas. Se tentar experimentar as bandas dentro da boca do paciente e for determinado que o tamanho não é apropriado, a banda deve ser descontaminada da saliva e do sangue, e autoclavada para uso futuro.

Atualmente, existe pouca informação sobre o nível de contaminação e o sucesso do procedimento de desinfeção das bandas que vão ser reutilizadas. Fulford et al, (2003) sugeriram que a multiplicação bacteriana não é observada nas bandas que são expostas a desinfetante enzimático antes da esterilização em autoclave.

Esterilização de fios ortodônticos

Os estudos sobre o efeito da esterilização nos fios ortodônticos estão em curso desde a década de 1980. Os resultados são contraditórios entre si. Alguns estudos relatam alterações mecânicas, enquanto outros defendem o contrário[11] .

Pernier et al (2005) observaram a esterilização de 6 diferentes fios de arco por autoclavagem durante 18 minutos a 134oC, através de técnicas de análise de superfície. Não foram observadas alterações significativas nas características superficiais das ligas que pudessem afetar sua utilização[12]

Desinfeção de ligaduras de elastómero

Os elastómeros de poliuretano são frequentemente utilizados em ortodontia como ligaduras e correntes. As partes não utilizadas das ligaduras de elastómero são geralmente esterilizadas a frio, uma vez que não são resistentes ao calor. Desinfeção destes materiais numa solução de gluteraldeído a 5% para um processo.

Esterilização e desinfeção em ortodontia

Recomenda-se um período de 10 minutos. Vários estudos demonstraram que a desinfeção repetida do mesmo elástico pode acelerar a destruição das ligações cruzadas disponíveis nas moléculas de cadeia longa dos poliésteres de poliuretano. A esterilização das ligaduras de elastómero em autoclave a 121° C não provoca deformações permanentes nem um aumento da retração, ao passo que, no caso do calor seco, a sua manipulação se torna mais difícil.

Com base em dois desinfectantes diferentes, a resistência à tração e a temperatura de transformação do vidro das ligaduras elastoméricas que não são desinfectadas são significativamente diferentes das que são expostas ao fenol e ao glutaraldeído[13] .

Foi detectada uma observação paralela entre a diminuição da resistência à tração em resultado da exposição a desinfectantes no estudo de Evangelista et al. e a diminuição da resistência à tração no estudo de Jeffries e Fraunhofer. A rutura das ligações intermoleculares e as temperaturas de transformação do vidro diminuem em resultado do contacto prolongado com os desinfectantes. Os poliuretanos não são materiais inertes e, quando são expostos a enzimas, água, humidade e calor, absorvem água e são destruídos. Como resultado do efeito plastificante das soluções de desinfeção nas ligaduras de polímero, ocorrerá uma diminuição da força de tração e da temperatura de transformação do vidro (Mayberry et al., 1996; Evangelista et al., 2007).

Contaminação bacteriana e desinfeção de aparelhos removíveis em acrílico

Ao usar aparelhos removíveis, há uma formação excessiva de uma camada de biofilme que é observada nas áreas retentivas dos ganchos e molas, e nas superfícies lisas de acrílico do aparelho Estudos mostraram que os níveis de Lactobacillus e Streptococcus mutans estão aumentados dentro do biofilme dental como resultado da mudança da microflora oral durante a terapia ortodôntica com aparelhos removíveis ativos. As escovas de dentes não foram suficientemente eficientes para remover os microrganismos nas áreas retentivas dos aparelhos. Por isso, recomenda-se a utilização de agentes antimicrobianos para eliminar o biofilme bacteriano. Os métodos de desinfeção dos aparelhos ortodônticos acrílicos devem inativar imediatamente os microrganismos patogénicos, sem danificar a composição do aparelho. A imersão do aparelho numa solução química pode causar a decomposição das moléculas de resina acrílica.

No estudo de Lessa et al., o gluconato de clorexidina, a Cetilpiridiniumchloridine e a água esterilizada foram comparados em termos da sua ação eliminadora sobre o Streptococcus mutans. Foram utilizadas soluções antimicrobianas em forma de spray, que foram examinadas para verificar se causavam ou não alterações na composição do acrílico. Os resultados deste estudo sugeriram que ambos os agentes antimicrobianos mencionados anteriormente reduziram a contaminação em comparação com a água esterilizada, mas o gluconato de clorexidina foi considerado significativamente mais eficaz do que o cetilpiridínio.

Desinfeção de superfícies

As superfícies que não podem ser esterilizadas devem ser desinfectadas eficazmente. Estas superfícies incluem os pulverizadores de ar-água, cabeças de aspirador, braços reflectores, cuspideiras, gavetas, apoio de cabeça e braços. A colocação adequada da clínica e dos instrumentos reduzirá as superfícies a desinfetar. Se as posições da cadeira puderem ser controladas por meio de um pedal e as cúspides controladas por botões ao nível do cotovelo ou do joelho, o contacto com as mãos é assim minimizado[14]

O hipoclorito de sódio a 1% ou soluções com álcool a 70% são utilizados para a desinfeção de superfícies em clínicas de ortodontia. As soluções de iodo usadas para desinfeção são baratas, facilmente armazenadas e altamente eficazes. A única desvantagem é a caraterística de coloração do iodo. Existem tipos que podem ser diluídos em água ou em álcool isopropílico a 70%[15]

Agentes antibacterianos em ortodontia

Numa cavidade oral saudável, a flora microbiana está em equilíbrio com o seu meio ambiente. Este equilíbrio pode ser perturbado pela aplicação de aparelhos ortodônticos, o que pode resultar em doenças. Os efeitos adversos mais comuns dos aparelhos ortodônticos fixos são a doença periodontal e as descalcificações causadas por bactérias. As características da superfície e o design dos aparelhos ortodônticos e dos materiais de colagem afetam a formação da camada de biofilme[16] .

No interior da cavidade oral, é detectado um aumento dos níveis de estirpes de Streptococcus mutans e Lactobacillus após a colagem dos aparelhos ortodônticos. Em muitos estudos, existe uma correlação entre este crescimento bacteriano e a cárie dentária. Quando a atividade cariosa aumenta, o aumento da frequência de escovagem dos dentes ou a aplicação tópica de flúor de alto nível não é suficiente para parar o processo de desmineralização. Assim, indivíduos tratados com terapia ortodôntica e indivíduos de alto risco precisam não só melhorar seus hábitos de higiene bucal, mas também utilizar agentes quimioterápicos que atuarão como supressores de cárie. A clorexidina é um agente antimicrobiano muito eficiente contra o Streptococcus mutans. São recomendadas várias aplicações para maximizar a prevenção da cárie. Em pacientes que recebem terapia ortodôntica fixa, existem vários estudos que sugerem que o uso de solução de clorexidina diminui significativamente os níveis de Streptococcus mutans e os níveis bacterianos na placa dentária e na saliva[17]

Num estudo de dois grupos, o efeito da pasta de dentes com clorexidina a 0,2% e com flúor no desenvolvimento da placa bacteriana é comparado clínica e microbiologicamente em pacientes ortodônticos. No grupo da clorexidina a 0,2%, é detectada uma diminuição do conteúdo bacteriano e é demonstrado que a maioria dos Streptococcus mutans é eliminada. Durante o tratamento ortodôntico fixo, o elixir bucal com clorexidina a 0,2% pode ser utilizado para reduzir a acumulação de placa bacteriana, aumentando assim a eficácia da higiene oral. Para uma saúde oral melhorada, a educação do paciente e as consultas profissionais regulares são obrigatórias.

O Instituto de Investigação Sterling Winthrop desenvolveu um agente antimicrobiano tópico: o cloridrato de octenidina. Nos primeiros estudos, foi demonstrado que esta solução impedia a formação de biofilme em modelos experimentais animais e humanos. O cloridrato de octenidina é um antimicrobiano eficaz contra a formação de placas bacterianas. Rosin et al (2002) avaliaram a eficácia antibacteriana e antiplaca da utilização de cloridrato de polihexametilenbiguanida, gluconato de clorexidina e Listerine após a escovagem dos dentes. Verificou-se que o cloridrato de biguanida a 0,12% era mais eficaz do que o Listerine, no entanto, após 5 dias, verificou-se que a clorexidina era mais eficaz do que o cloridrato de polihexametilenbiguanida[18]

Os dentistas enfrentam muitos tipos e quantidades de microrganismos devido às suas profissões que requerem um contacto íntimo com os seus pacientes. Estes microrganismos podem provocar uma doença simples, como a gripe, ou uma doença grave, como a hepatite ou a SIDA. Por esta razão, tendo em conta que cada paciente é potencialmente infecioso, devem ser tomadas todas as medidas durante a prática dentária. Os métodos de esterilização e desinfeção devem ser implementados meticulosamente e a sua eficácia tem uma importância crucial para o médico e para a saúde do paciente.

A esterilização dos instrumentos utilizados em Ortodontia acarreta alguns problemas especiais, devido às regiões de articulação e às arestas de corte que são difíceis de limpar e esterilizar. Além disso, há necessidade de evitar danos durante as operações de limpeza, pois a reparação ou renovação dos equipamentos são dispendiosas.

As clínicas de ortodontia, que funcionam com um número limitado de instrumentos e aparelhos, preferem métodos rápidos de esterilização para um trabalho eficaz. Para tal, para além do planeamento da área de esterilização nas clínicas de ortodontia, é necessário aprender novas técnicas e soluções de esterilização-desinfeção.

Como resultado, na prática ortodôntica, fornecer uma esterilização completa requer um esforço sério. A presença de doenças transmissíveis como o VIH/SIDA e a Hepatite B e C torna absolutamente necessário proteger o pessoal da clínica e os pacientes da contaminação cruzada, utilizando técnicas eficazes de desinfeção e esterilização.

Embora os ortodontistas normalmente não trabalhem com tecidos e tratem doenças infecciosas, os pacientes podem ser portadores de germes que infectam outras pessoas. Assim, atualmente, a utilização de técnicas de esterilização adequadas é importante devido a aspectos profissionais, éticos e legais. Embora não seja possível obter uma esterilização completa nas clínicas de ortodontia, pode ser possível através da utilização de novas técnicas.

Na prática ortodôntica, fornecer uma esterilização completa requer um esforço sério. A presença de doenças transmissíveis como o VIH/SIDA e a Hepatite B e C torna absolutamente necessário proteger o pessoal clínico e os pacientes da contaminação cruzada, utilizando técnicas eficazes de desinfeção e esterilização.

B. Endocardite infecciosa

Os doentes com risco de endocardite devem ser tratados em consulta com o seu cardiologista e de acordo com as directrizes adequadas. O doente deve exibir uma higiene oral imaculada; será necessária uma cobertura antibiótica para procedimentos invasivos, como extracções, separação, colocação e remoção de bandas. Recomenda-se a utilização de attachments colados em todos os dentes para evitar a necessidade de cobertura antibiótica para a colocação do separador e da banda, bem como para a remoção. Isto também reduz o risco de áreas indesejadas de estagnação da placa bacteriana. Foi recomendado o uso de colutórios de clorexidina antes de qualquer tratamento e, em alguns casos, diariamente, para minimizar a carga bacteriana[19]

INTRA-ORAL

A. Reacções pulpares\ Dor

É de esperar algum grau de pulpite com a movimentação dentária ortodôntica, que é normalmente reversível ou transitória. Raramente leva à perda de vitalidade, mas pode haver um aumento da pulpite em dentes previamente traumatizados com aparelhos fixos. São preconizadas forças leves em dentes traumatizados, bem como a monitorização basal da vitalidade, que deve ser repetida três vezes por mês. A pulpite transitória também pode ser observada com a descolagem electrotérmica de brackets cerâmicos e a remoção do compósito na descolagem[20]

As forças ortodônticas contra os dentes podem causar dor ao comprimir a vasculatura no ligamento periodontal (PDL), resultando em inflamação da polpa e dos tecidos periodontais. Neste aspeto, os aparelhos fixos produzem mais dor do que os aparelhos removíveis ou funcionais.

Após a colocação do fio inicial num aparelho fixo, a maioria dos pacientes sente dor a partir das 4 horas, com um pico às 24 horas e diminuindo nos 3 dias seguintes. Após uma consulta de ajuste, a dor aumenta e depois diminui ao longo de 23 dias, dando origem a um padrão cíclico de dor ao longo do tratamento.

Embora a sequência do fio possa não contribuir significativamente para a experiência geral de dor, os fios mais rígidos podem resultar num nível de dor mais elevado. Os fios de níquel titânio activados pelo calor (NiTi) podem também causar menos dor do que os fios normais de NiTi. Embora algumas evidências suportem que os braquetes autoligáveis passivos sejam menos dolorosos do que os convencionais durante o alinhamento inicial, uma meta-análise recente concluiu que não existe uma diferença clinicamente significativa entre os dois tipos de braquetes a este respeito. No entanto, os braquetes autoligáveis activos demonstraram ser mais dolorosos do que os convencionais quando encaixam em arcos rectangulares. A experiência geral de dor com aparelhos linguais e labiais parece ser comparável.

Os pacientes podem frequentemente sentir dor durante a remoção do aparelho ortodôntico e isso parece estar relacionado com o nível de mobilidade do dente, bem como com a direção das forças utilizadas para remover o aparelho fixo. Os brackets de cerâmica podem ser mais dolorosos de remover do que os de metal, uma vez que estes últimos são mais dúcteis e requerem menos força para serem removidos.

Os pacientes submetidos ao tratamento Invisalign sentem dor durante um período de tempo semelhante ao dos pacientes com aparelhos fixos, embora a evidência sugira que a intensidade geral da dor nos pacientes Invisalign é significativamente menor. De facto, uma parte dos pacientes Invisalign pode não sentir dor durante o tratamento, o que tem sido atribuído aos pequenos movimentos incrementais dos dentes feitos pelos alinhadores consecutivos. É importante ter em conta que o material Invisalign e os protocolos de tratamento evoluíram desde que estes estudos foram publicados, o que pode alterar a relevância destes resultados.

Existem dois possíveis alvos terapêuticos para aliviar a dor periodontal/pulpar durante a terapia ortodôntica: reduzir a inflamação e aumentar o fluxo sanguíneo dentro da PDL. Ensaios clínicos randomizados demonstraram que os analgésicos anti-inflamatórios têm melhor desempenho do que os medicamentos placebo na redução da dor após o início das forças ortodônticas. Uma meta-análise efectuada por Xioting *et al.* concluiu que o ibuprofeno, a aspirina e o paracetamol eram igualmente eficazes neste aspeto, sendo o último preferido devido a um melhor perfil de segurança e a um menor impacto potencial na movimentação dentária[21]

A mastigação de pastilhas ou gomas de mascar pode aliviar a dor dos pacientes ortodônticos, interrompendo as forças de compressão dos aparelhos e permitindo uma retomada intermitente do fluxo sanguíneo para o PDL. Assim, ambos têm demonstrado ser eficazes na redução da dor e podem ser tão eficazes quanto os analgésicos. Da mesma forma, o fluxo sanguíneo do PDL pode ser aumentado através da aplicação de luz laser de baixa intensidade nas áreas gengivais ao redor dos dentes, e isso demonstrou ser melhor do que o placebo para analgesia. Embora a vibração possa, teoricamente, proporcionar analgesia ao aumentar o fluxo sanguíneo do PDL, as evidências de que os aparelhos vibratórios reduzem a dor ortodôntica são conflitantes[22]

Uma discussão sobre a dor ortodôntica não estaria completa sem considerar a dimensão psicossocial da experiência da dor, que provavelmente supera os factores ortodônticos na explicação das experiências de dor dos pacientes. Embora as diferenças de género e idade não estejam consistentemente relacionadas com a dor ortodôntica, existem claras relações "não lineares" entre a idade, o género e a dor: os adolescentes tendem a reportar mais dor do que os pré-adolescentes e os adultos, e as mulheres mais do que os homens. Além disso, os estados emocionais (como a ansiedade) e as interacções sociais (como a empatia) também influenciam a forma como os indivíduos sentem a dor durante o tratamento ortodôntico[23]

A reação pulpar às forças ortodônticas é mínima. Esta reação tem a forma de uma resposta inflamatória ligeira e transitória, que não tem significado a longo prazo. Existe a possibilidade de perda de vitalidade pulpar durante o tratamento ortodôntico. Os factores de risco para a perda de vitalidade pulpar incluem uma história de trauma associado aos dentes. Radiografias periapicais pré-tratamento de dentes previamente traumatizados são essenciais para fins comparativos. Além disso, o uso de forças pesadas, descontroladas e contínuas pelo ortodontista ou o tropeçar dos dentes pode levar à perda da vitalidade pulpar. Portanto, o ortodontista deve usar forças leves ideais durante o seu tratamento[24]

B. Abrasos gengivais abertos

Os embrasures gengivais abertos (ou "triângulos negros") ocorrem quando a papila interdentária se perde na zona estética. Embora possam ser resultado de doença periodontal, são muitas vezes etiologicamente distintos da recessão gengival. A presença da papila tem sido associada à idade, morfologia dentária, comprimento do contacto proximal, altura óssea proximal e espessura gengival interproximal. Tarnowet *al.* demonstraram que é mais provável a ocorrência de embrasures gengivais abertos quando a distância entre o osso alveolar e o ponto de contacto dentário excede os 5 mm. Assim, o movimento ortodôntico do dente pode causar um embrasamento gengival aberto devido à divergência das raízes. Outros factores de risco incluem a morfologia triangular da coroa, os dentes estarem numa posição pré-tratamento em que a papila não se formou completamente e a própria morfologia do embrasure[25] . Para além de serem inestéticas, as embrasures abertas promovem a impactação de alimentos. As estratégias de tratamento incluem o reposicionamento dos braquetes, a remodelação das coroas e tratamentos restauradores[2]

C. Dor ortodôntica

Praticamente todas as fases do tratamento ortodôntico têm o potencial de causar dor. O medo da dor pode ser um impedimento para as pessoas iniciarem o tratamento ortodôntico. Durante o tratamento, a dor tem demonstrado diminuir a adesão do paciente e também tem sido citada como uma razão comum para a interrupção precoce[26] . Em linhas gerais, dois tipos comuns de dor podem surgir no decorrer da terapia ortodôntica: a dor na mucosa, decorrente do trauma do aparelho nos tecidos moles bucais, e a dor periodontal/pulpar, decorrente da aplicação de forças ortodônticas nos dentes[2] .

A dor e o desconforto são um efeito adverso comum associado ao tratamento ortodôntico.

Estudos anteriores mostraram que 70-95% dos pacientes ortodônticos sentem dor. Esta dor pode ser uma razão para interromper o tratamento; estudos anteriores indicaram que 8% e até 30% dos doentes ortodônticos interrompem o tratamento devido à dor. A dor e o desconforto associados ao tratamento ortodôntico são caracterizados por pressão, tensão ou dor nos dentes. A dor nos dentes anteriores é maior do que nos dentes posteriores. Foi relatado que a dor começa 4 h

após a colocação de separadores ou de fio ortodôntico, sendo que a dor mais intensa ocorreu no segundo dia de tratamento). Geralmente, a dor dura sete dias. A antecipação clínica da necessidade do uso de aparelhos fixos aumenta o risco de dor e desconforto. O manejo da dor deve incluir a informação ao paciente sobre a possibilidade de sentir dor para reduzir a ansiedade. Para além disso, o médico pode pedir ao doente que mastigue bolachas de plástico ou gomas de mascar que contenham aspirina. Teoricamente, a mastigação de bolachas de plástico aumenta a circulação no ligamento periodontal, o que reduz a dor e o desconforto. Além disso, recomenda-se aos médicos que prescrevam analgésicos à base de ibuprofeno ou acetaminofeno no pré-operatório e durante um curto período de tempo após a colocação dos separadores e dos fios iniciais[3]

As pessoas confundem frequentemente a distinção entre a dor e o desconforto que podem acompanhar o tratamento ortodôntico e o tratamento ortopédico dento-facial.

A Associação Internacional para o Estudo da Dor define a dor como "uma experiência sensorial e emocional desagradável associada a danos reais ou potenciais nos tecidos, ou descrita em termos de tais danos", enquanto o desconforto é uma sensação desagradável, uma condição irritante[10]

Movimentação dentária ortodôntica e dor

A dor que os pacientes sentem em resposta às forças ortodônticas é do tipo inflamatório, resultando principalmente da ação de nociceptores periféricos que respondem tanto a estímulos imediatos como a estímulos retardados.

Altos níveis de pressão e/ou tensão podem causar trauma ou anóxia na membrana periodontal que produzem mediadores químicos dentro do ligamento num processo inflamatório.

A dor parece ser mais intensa durante as fases iniciais do tratamento

Quando os dentes estão a ser movidos a grandes distâncias. Depois, a duração e a intensidade do desconforto diminuem, mas não desaparecem totalmente, permanecendo relacionadas com a natureza da ação provocadora. A intensidade máxima da dor é atingida cerca de doze horas após a aplicação da força e prolonga-se durante dois a três dias e, nalguns casos, até 15 dias.

Os ortodontistas devem fazer uma avaliação especial dos pacientes que têm uma baixa tolerância à dor para determinar que quantidade mínima mas adequada de força, possivelmente aplicada progressivamente, é apropriada para eles.

- A força ligeira dos fios ortodônticos entrançados ou com memória de forma e as correntes de força elásticas, juntamente com os brackets autoligáveis, também podem reduzir a intensidade da força exercida sobre os dentes e, consequentemente, a dor sentida pelos pacientes.

Dois terços dos pacientes ortodônticos sentem sensações de dor quando começam a usar elásticos intermaxilares, o que faz com que alguns pacientes os retirem antes de comer e depois "se esqueçam" de os voltar a colocar.

- Os ortodontistas devem eliminar os contactos pré-maduros em oclusão, porque o trauma que provocam pode causar dor a alguns pacientes.

A mastigação aumenta a dor, levando alguns doentes a alterar os seus hábitos alimentares. O conselho que normalmente recebem é o de comer alimentos macios ou cortar o conteúdo das suas refeições habituais em pequenos pedaços. Por outro lado, alguns autores recomendam que os doentes ortodônticos mastiguem algo bastante duro, como uma folha de plástico, nas primeiras horas após o ajuste do fio, de modo a estimular as células do periodonto como defesa contra a inflamação[10]

Tratamento da dor com analgésicos

Como um primeiro passo indispensável, os ortodontistas devem fazer uma avaliação global da dor que os pacientes sentem, especialmente no caso das crianças. Frequentemente, os observadores subestimam a dor que as crianças sentem, porque os pacientes jovens são incapazes de se expressar da mesma forma que os adultos. Mas os nossos jovens pacientes, tanto crianças como adolescentes, podem estar a indicar o sofrimento que sentem ao não manterem uma boa higiene oral e ao não colaborarem.

Os ortodontistas devem usar a intensidade da dor nociceptiva que o doente está a sofrer como guia para determinar a forma de a tratar, tendo em conta a eficácia e o perfil de risco do agente prospetivo em relação ao local, a idade do doente, as eventuais terapias concomitantes e o seu potencial de dependência, a fim de antecipar e evitar efeitos secundários indesejáveis. Deve também considerar o risco de um aumento cumulativo da dose se tornar tóxico. Por outras palavras, deve pesar os benefícios de um analgésico em relação ao seu potencial para causar efeitos secundários indesejáveis (quadro 2).

Como primeira linha de ação, os ortodontistas podem considerar uma dose óptima de paracetamol, mais conhecido como acetaminofeno nos Estados Unidos, Canadá e Japão, como o analgésico de eleição[7]. A dose recomendada é de 1.000 mg por dose única e até 4.000 mg por dia para adultos, com um intervalo mínimo de quatro horas entre as doses, ajustada ao peso e à idade do paciente[10]

Se a acetaminofena for ineficaz, o ortodontista pode prescrever um anti-inflamatório não esteroide (AINE), como o ibuprofeno, numa dose analgésica de curto prazo de 200 a 400 mg de cada vez, renovável ao fim de seis horas, mas não superior a 1200 mg por dia, ajustada ao peso e à idade do doente, durante um total de cinco dias ou menos.

Para dores intensas, os ortodontistas podem prescrever analgésicos de nível II. Dado que uma combinação de medicamentos como a Codeína + Acetaminofeno ou Tramadol + Acetaminofeno pode ter efeitos secundários graves, especialmente quando os doentes podem estar a tomar outros analgésicos de venda livre sem supervisão médica, os ortodontistas devem prescrevê-los com muito cuidado e vigiar escrupulosamente a sua utilização. Como já referimos, a dosagem deve ser ajustada em função do peso. O acetaminofeno continua a ser o medicamento de eleição.

GERIR A DOR E O DESCONFORTO EM ORTODONTIA

Mild to moderate pain Level I "Peripheral" analgesics Paracetamol (Acetaminophen) (non-narcotic) NAIDs, Aspirin			
Moderate to Intense pain	Level II	Weak opiates alone or associated level I analgesics	Codeine + Acetaminophen Tramadol + Acetaminophen Powdered opium + Acetaminophen
Intense and/or recalcitrant pain	Level III	Strong opiates, pure agonists Partial agonists Agonistes-antagonistes	Morphine, fentanyl. . . Buprenorphine, Nalbuphine
Medication- Dosage			
Acetaminophen- 60 mg/kg/day in 4 to 6 applications			
Ibuprofen- 20-30 mg/kg/day in 3 to 4 applications			
Codeine- 3 mg/kg/day in 4 to 6 applications + Acetaminophen + 60 mg/kg/day in 4 to 6 applications			

A dor que os doentes sentem quando os seus dentes são movimentados ortodonticamente pode ser descrita como aguda e moderadamente intensa, de natureza inflamatória e caracterizada por variações individuais acentuadas.

Assim, parece desejável estabelecer uma classificação sistemática da prescrição de analgésicos para desencorajar os doentes de se automedicarem. Esta classificação das prescrições teria em conta

- idade do doente,

- saúde e historial médico do paciente,

- tipo de ajustamento na nomeação atual,

- a sensibilidade do paciente à dor observada nas primeiras consultas,

Ao impedir que a dor se desenvolva ou se agrave numa fase inicial, os ortodontistas podem evitar agravar o desconforto de um ajuste, facilitar o curso do tratamento tanto para o paciente como para o profissional e favorecer o regresso do paciente a um estado de saúde ótimo.

Como componente essencial do seu papel terapêutico, o ortodontista deve alertar os pacientes para o possível desconforto ou dor que podem sentir e assegurar-lhes que essas sensações não são sinais de patologia. É importante que o ortodontista ajude o paciente a compreender o processo de tratamento, a aprender a lidar com o desconforto ou a dor associados ao uso do aparelho, a reduzir esse desconforto, prescrevendo analgésicos quando indicado, dando especial atenção à manutenção dos aparelhos o mais suave e não irritante possível e ensinando bons procedimentos nutricionais e de higiene oral[10]

D. Dor na mucosa oral

A maioria dos pacientes submetidos a tratamento com aparelhos fixos sente dor na mucosa oral em algum momento e, para algumas pessoas, isso pode ser considerado a parte mais irritante do tratamento. No entanto, esse tópico não tem sido bem estudado. Baricevic *et al.* relataram que os braquetes ortodônticos tendem a causar erosões e descamações na mucosa, enquanto os fios causam ulcerações. Não é surpreendente que o padrão de ulceração da mucosa reflita a localização do aparelho: aparelhos linguais tendem a ulcerar a língua, enquanto aparelhos vestibulares tendem a ulcerar as bochechas. A localização da ulceração tem um grande impacto na morbidade; a atividade constante da língua torna as ulcerações linguais mais debilitantes do que as bucais. A irritação e o desconforto da mucosa também podem surgir durante o tratamento com alinhadores transparentes (por exemplo, Invisalign), embora isso não pareça ser uma preocupação significativa para os pacientes

CUIDADOS APÓS O TRATAMENTO ORTODÔNTICO

INTRA-ORAL:

A. Desmineralização do esmalte/cárie:

A desmineralização do esmalte, geralmente em superfícies lisas, é infelizmente uma complicação comum em ortodontia; os números variam de 2 a 96% dos pacientes ortodônticos (Fig. 1). Esta grande variação resulta provavelmente da variedade de métodos utilizados para avaliar e classificar a presença de descalcificação. Também há inconsistência quanto à inclusão ou exclusão das lucências idiopáticas no desenho do estudo. Os dentes mais frequentemente afectados são os incisivos laterais maxilares, os caninos maxilares e os pré-molares mandibulares[29] No entanto, qualquer dente da boca pode ser afetado e, frequentemente, vários dentes anteriores apresentam descalcificação. Embora a superfície desmineralizada permaneça intacta, existe a possibilidade de remineralização e reversão da lesão. Em casos graves, observa-se uma cavitação franca que requer intervenção restauradora[1]

Os aparelhos ortodônticos aumentam o risco de cárie, promovendo a acumulação de placa bacteriana e inibindo a higiene oral. As lesões de manchas brancas (LMB) são um dos efeitos adversos mais comuns da terapia ortodôntica. Surgem devido à alteração do índice de refração que acompanha a descalcificação do esmalte e podem progredir para cavitação. Entre 1975 e 2011, *o* estudo *de* referência *de* Gorelick *et al.* sobre a incidência de WSL em pacientes ortodônticos foi a quarta publicação mais citada na literatura ortodôntica. A maioria dos estudos sobre LSM tem sido feita com aparelhos fixos, pois o risco de sua formação com aparelhos removíveis é baixo.

Durante o tratamento ortodôntico, o WSL pode ser difícil de ser identificado, pois a remoção completa da placa bacteriana e a dessecação do esmalte são necessárias para uma visualização adequada. A evidência clínica de WSL pode ocorrer tão cedo quanto 4 semanas após a colocação do aparelho fixo, o que é comparável com pacientes não ortodônticos que não escovam os dentes.

A prevalência de WSL variou de 2 a 97% dos pacientes ortodônticos. Esta grande variação tem sido atribuída a diferenças nas técnicas de medição de WSL e à incapacidade de diferenciar entre WSL pré-existente e nova durante o tratamento ortodôntico. Pode também refletir a natureza multifatorial do risco de cárie. Os pacientes mais jovens estão em maior risco devido à falta de maturidade do esmalte e a uma tendência a ter hábitos de higiene oral mais pobres. Existem algumas evidências de que os pacientes ortodônticos do sexo masculino são mais afectados pelo WSL do que os do sexo feminino[2]

A saliva tem um efeito protetor contra a formação do WSL. Assim, os dentes maxilares são geralmente mais susceptíveis ao WSL do que os dentes mandibulares e os aparelhos linguais parecem estar em baixo risco de promover o desenvolvimento do WSL.

Após a remoção dos aparelhos fixos, a saliva começa a remineralizar a WSL. Este processo é inicialmente rápido, mas abranda após várias semanas. O uso de uma contenção do tipo Hawley ou Essex não parece influenciar o processo natural de remineralização. Um WSL residual pode persistir devido à remineralização superficial, particularmente se uma alta concentração de flúor for aplicada logo após a desbanda. Os benefícios dos produtos contendo fosfopeptídeo de caseína-fosfato de cálcio amorfo para a remineralização do WSL não são claros. Outros métodos relatados na literatura para gerir o WSL incluem a infiltração de resina e a micro-abrasão do esmalte.

É uma verdade que a prevenção das WSL é preferível ao seu tratamento pós-ortodôntico. Uma vez que a cárie não se pode formar na ausência de placa bacteriana e de hidratos de carbono fermentáveis, uma boa dieta e uma higiene oral adequada, em combinação com um regime regular de flúor, devem estar na vanguarda de qualquer estratégia de gestão das LPC. Como os pacientes podem ter uma suscetibilidade inerentemente maior à cárie devido à disfunção salivar, solubilidade do esmalte, medicamentos e genética, um plano individualizado de prevenção de cárie deve ser instituído para cada paciente ortodôntico. Além disso, os clínicos devem ser cautelosos ao iniciar o tratamento ortodôntico em pacientes com baixa motivação, pois isso está associado à má higiene oral em pacientes ortodônticos[2]

A descalcificação do esmalte (manchas brancas) é um efeito adverso comum do tratamento ortodôntico. A descalcificação é considerada o primeiro passo para a cavitação. A descalcificação do esmalte ocorre em 50% dos pacientes ortodônticos e os dentes mais afectados são os incisivos superiores. Além disso, essas lesões podem se desenvolver em até quatro semanas, que é o tempo típico de acompanhamento ortodôntico. O protocolo de prevenção da descalcificação inclui o controlo da placa bacteriana através da escovagem dos dentes com pasta dentífrica fluoretada. O enxágue diário com uma solução de fluoreto de sódio a 0,02% ou 0,05% também pode minimizar a descalcificação do esmalte. Para além disso, as soluções fluoretadas podem atrasar a progressão das lesões. A aplicação de verniz fluoretado duas vezes por ano ou uma combinação de verniz antibacteriano e fluoretado pode reduzir a incidência de descalcificação. Se a descalcificação for observada após a remoção dos aparelhos ortodônticos, o profissional não deve apressar o tratamento dessas lesões. Deve dar tempo para uma possível remineralização dessas manchas brancas. Nestes casos, o paciente deve ser instruído a continuar com o protocolo de controlo da placa bacteriana, que inclui a lavagem diária com soluções fluoretadas. Nesta fase, não deve ser aplicado qualquer verniz fluoretado sobre a lesão, uma vez que o mesmo irá deter a lesão e a hipótese de remineralização será diminuída

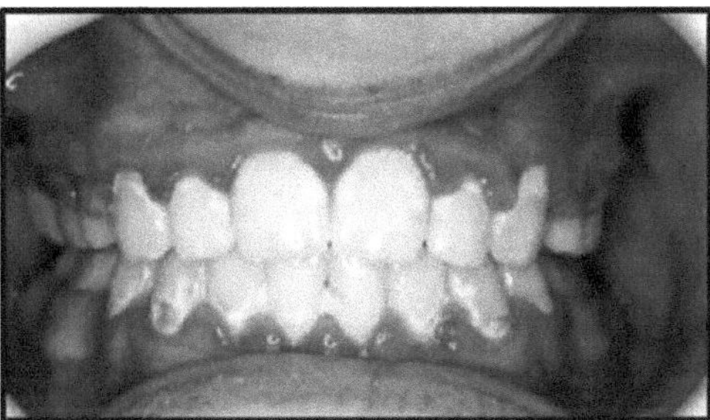

Figura 13: Descalcificação nas superfícies vestibulares de vários dentes

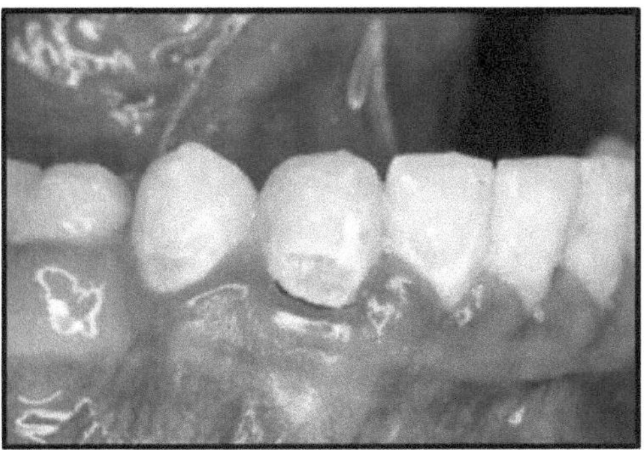

Figura 14: Cavitação na margem gengival do canino inferior direito e do primeiro pré-molar que requer restauração

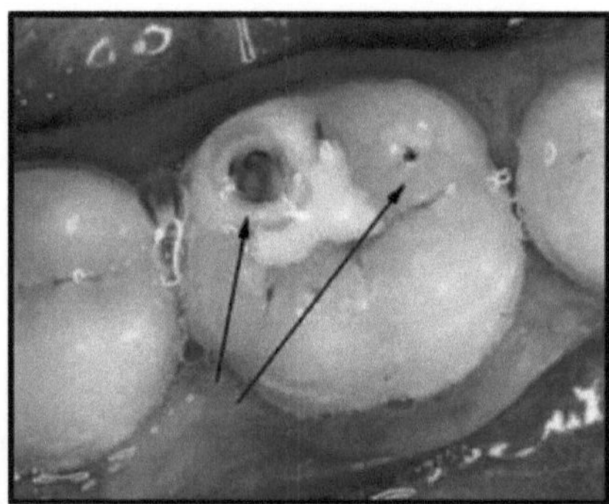

Figura 15: Cárie evidente na face disto-oclusal de um molar inferior

Gorelick *et al.*, num estudo sobre a formação de manchas brancas em crianças tratadas com aparelhos fixos, verificaram que metade dos seus pacientes apresentava pelo menos uma mancha branca após o tratamento, mais frequentemente nos incisivos laterais superiores. A duração do tratamento não afectou a incidência ou o número de formações de manchas brancas, embora O'Reilly e Featherstone e Oggard *et al.* tenham verificado que a desmineralização pode ocorrer rapidamente, no primeiro mês de tratamento com aparelhos fixos. Este facto tem implicações estéticas óbvias e realça a necessidade de avaliar a taxa de cárie no início do tratamento. Curiosamente, Gorelick *et al.* não encontraram incidência de formação de manchas brancas associadas a aparelhos de contenção lingual, o que sugere que a capacidade de tamponamento salivar e a taxa de fluxo têm um papel na proteção contra o ataque ácido.

A mão dominante também pode influenciar a área de descalcificação, uma vez que a escovagem é mais difícil no lado da mão dominante. Embora uma boa higiene oral seja vital, o controlo dietético da ingestão de açúcar também é necessário para minimizar o risco de descalcificação. Os colutórios com flúor utilizados durante todo o tratamento podem prevenir a formação de manchas brancas; surpreendentemente, a adesão a esta prática é baixa (13%). Outros mecanismos de libertação de flúor incluem agentes de ligação libertadores de flúor, ligaduras elásticas contendo flúor e dispositivos de depósito nas bandas dos molares superiores.

- Uma boa higiene oral é essencial para o sucesso do tratamento ortodôntico
- Os bochechos diários com flúor podem prevenir e reduzir as descalcificações

- Deve ter cuidado ao retirar o bracket, pois existe a possibilidade de danificar o esmalte, especialmente com brackets de cerâmica

As medidas preventivas para minimizar os danos incluem a seleção dos doentes, medidas vigorosas de higiene oral e educação dietética. O reforço da higiene oral e da educação alimentar deve ser efectuado em cada consulta. O reforço positivo, mesmo quando a higiene oral é satisfatória, encorajará ainda mais o doente. A inspeção das superfícies vestibulares dos dentes em cada consulta de ajuste identificará os casos que requerem mais intervenção e aconselhamento. É importante que, ao examinar os dentes, estes estejam livres de placa bacteriana, caso contrário a desmineralização precoce pode passar despercebida. Isto pode ser feito instruindo o paciente a limpar os seus dentes no consultório com ou sem os fios colocados, ou através de profilaxia profissional. A utilização de auxiliares como educadores de saúde dentária e higienistas é altamente desejável. A remoção do aparelho em casos de desmineralização extrema ou má higiene é o último recurso, mas não deve ser descartada pelo clínico.

Quando a desmineralização está presente após o tratamento, a aplicação de flúor, quer através de pasta dentífrica, quer através de colutórios com flúor (0,05% de fluoreto de sódio por dia ou 0,2% de fluoreto de sódio por semana), pode ser útil para remineralizar a lesão e reduzir a falta de visibilidade da descalcificação. A microabrasão com ácido/pomes também tem sido defendida para melhorar a estética das lesões estabilizadas. Este procedimento deve ser adiado pelo menos 3 meses após o descolamento para permitir a melhoria espontânea das lesões e a remineralização com aplicações de flúor. As lucências persistentes devem ser submetidas a uma abrasão com ácido clorídrico a 18% em pedra-pomes fina, sob um dique de borracha, em rajadas de 30 segundos, por um máximo de 10 vezes. Após a última aplicação, lave bem o dente e aplique um verniz fluoretado[3]

Tratamento da lesão da mancha branca:

Pasta de dentes com flúor:

Uma vez que os doentes ortodônticos têm um risco acrescido de cárie, é necessário um nível adequado de iões fluoreto para proporcionar um benefício anticárie, promovendo a remineralização do esmalte. Assim, para os doentes ortodônticos, não é recomendada uma concentração de fluoreto inferior a 0,1% nos dentífricos[30] Isto deve-se ao facto de, quando os iões fluoreto são incorporados na superfície do esmalte, se formar uma estrutura cristalina de fluoroapatite, que tem uma solubilidade inferior no ambiente oral em comparação com a hidroxiapatite. Recomenda-se a utilização de pastas dentífricas fluoretadas que contenham fluoreto de sódio, monofluorofosfato, fluoreto estanoso ou uma combinação destes compostos[5]

Para além da sua atividade anticárie, o fluoreto estanoso pode ter um efeito inibidor da placa bacteriana ao interferir com a adsorção das bactérias da placa bacteriana à superfície do esmalte. Foi observado que a utilização de um dentífrico antiplaca fluoretado pode reduzir a desmineralização do esmalte à volta dos brackets mais do que a utilização de um dentífrico fluoretado isoladamente[5]

Uma das doenças orais mais comuns em todo o mundo é a cárie dentária, que continua a ser um problema para a sociedade e para os indivíduos. A cárie dentária é causada por uma interação de vários factores, como factores biológicos, comportamentais e socioeconómicos. [th]Desde o século XX que se observa um declínio significativo na prevalência da cárie dentária, principalmente devido à utilização de pastas dentífricas fluoretadas, mas esta continua a ser uma doença pandémica importante que afecta todos os grupos etários em todo o mundo], com cerca de 20-30% da população adulta a desenvolver novas lesões de cárie todos os anos, o que requer tratamento cirúrgico[31]

A cárie dentária é uma doença infecciosa e microbiológica que resulta na dissolução localizada de tecido orgânico e na destruição do tecido calcificado dos dentes. A cárie dentária é afetada por muitos factores que necessitam da existência de um hospedeiro responsável, de uma microflora propensa à cárie e de uma dieta que resulta na desmineralização do esmalte. A produção de ácido bacteriano no biofilme e a ação tampão da saliva resultam em flutuações no pH da placa bacteriana. Quando o pH desce abaixo de um ponto crítico, ocorre a desmineralização do esmalte, da dentina e do cemento e vice-versa. *O Streptococcus mutans e o Streptococcus sobrinus* desempenham um papel importante na desmineralização. Estas bactérias são agentes patogénicos oportunistas, encontrados normalmente como membros da flora residente de pessoas sem cáries e que expressam a sua patogenicidade apenas em condições ambientais específicas. *Streptococcus mutans* e *Streptococcus sobrinus,* duas espécies de "estreptococos", são as mais significativas na cárie humana, e os estudos da ecologia microbiana da cárie têm sido dirigidos principalmente a estas espécies. Desde o final da década de 1970, a hipótese da placa específica afirma que *os estreptococos mutans* (EM) têm sido considerados o principal organismo na produção de cárie dentária. De acordo com uma revisão sistemática efectuada por Tanzer JM et al., os estreptococos mutans são responsáveis pela iniciação da cárie nas superfícies do esmalte e da raiz [9], embora os estreptococos mutans não sejam considerados como a única causa da progressão da cárie. A hipótese ecológica da cárie refere que a presença de determinadas bactérias não é importante, mas a existência de bactérias com determinadas características é responsável pela cárie dentária]. Além disso, Ten Cate JM et al. afirmaram que "os criminosos do arco crescem ligados a superfícies embebidas numa matriz para formar um biofilme, e estão a viver numa sociedade bacteriana complexa em vez de invasores isolados no nosso ecossistema oral". Por conseguinte, é importante avaliar não só o tipo, mas também o consumo acrescido de hidratos de carbono fermentáveis, que se verificou estar associado à iniciação e ao estabelecimento de cáries[8]

Inibição da desmineralização

A forte afinidade do fluoreto pela apatite deve-se à natureza altamente sensível do fluoreto. Os dois exemplos desta interface são a formação de fluor-hidroxiapatite (FHA) e fluoreto de cálcio. A um nível baixo de concentração de fluoreto, a FHA forma-se principalmente num ambiente neutro, enquanto a uma concentração elevada de fluoreto e a um nível baixo de pH se forma principalmente fluoreto de cálcio. Ambas as substâncias têm um efeito importante na solubilidade e dissolução da apatite. O fluoreto de cálcio que se forma comporta-se como uma fonte de libertação lenta na superfície do dente e esta capacidade de atuar como um reservatório é importante do ponto de vista clínico[32]

Reforçar a remineralização

O processo de remineralização do esmalte e das lesões de cárie dentária deve-se à manutenção de um baixo nível de flúor na saliva e no biofilme oral. Estes benefícios do flúor ajudam a ser um parâmetro de teste para produtos inibidores de cáries[32].

Inibição do metabolismo bacteriano

Bradshaw DJ et al. realizaram um estudo sobre as interacções antimicrobianas do flúor, no qual concluíram que os efeitos antimicrobianos do flúor nas comunidades microbianas se devem à redução do nível global de produção de ácido (efeito direto) e à diminuição da seleção de espécies tolerantes ao ácido, como os *estreptococos mutans* (efeito indireto). Assim, a concentração de flúor na saliva e na placa bacteriana reduz a produção de ácido através da inibição do metabolismo das bactérias da placa bacteriana[33]

Importância

O controlo da cárie dentária em crianças e adolescentes é geralmente considerado como uma preocupação primordial dos serviços dentários e considerado mais rentável do que o seu tratamento. A introdução de esquemas de fluoretação da água existe há mais de cinco décadas, mantendo-se assim a terapia com flúor como a peça central das estratégias de prevenção da cárie

A ação do flúor na interface dente/placa é a razão mais importante para o efeito anticárie do flúor, bem como através da promoção da remineralização de lesões de cárie precoces, diminuindo assim a solubilidade do esmalte dentário. As modalidades mais comuns utilizadas atualmente são os dentífricos com flúor, os colutórios, os géis e os vernizes.

Os dentífricos são, de longe, a forma mais extensa de utilização de flúor e, embora as razões para a diminuição da prevalência de cáries dentárias em crianças, adolescentes e adultos de diferentes países continuem a ser um tema de debate. A concentração de flúor na pasta de dentes é um fator importante na prevenção da cárie. A concentração habitual de flúor nas pastas dentífricas é de 1000/1100 partes por milhão (ppm F); estão também disponíveis em muitos países pastas dentífricas com níveis de flúor superiores (1500 ppm F) e inferiores aos convencionais (cerca de 500 ppm F)[8]

Na União Europeia, a concentração máxima permitida num produto de venda livre (OTC) é de 1500 ppm. Na Suécia, a concentração mais comum é de 1450 ppm. Existe uma associação entre a concentração de pasta dentífrica fluoretada e a prevenção das cáries, pelo que, desde a última década, se tem vindo a aumentar a concentração de flúor nos dentífricos para adultos e crianças. Em vários países, a introdução de dentífricos com elevado teor de flúor, com 5000 ppm de flúor, tem sido efectuada em doentes com elevada incidência de cáries. De acordo com Cutress T et al., a utilização de pasta dentífrica com 5000 ppm de flúor reduziu significativamente as cáries de forma mais eficaz do que a pasta dentífrica fluoretada de menor concentração. De acordo com Tavss EA et al., numa revisão, parece haver uma associação entre a redução da incidência de cáries e a concentração de flúor nos dentífricos entre 0 e 5000 ppm, mas existe uma incerteza na curva dose-resposta no nível elevado de 5000 ppm[34]

Os objectivos abordados por esta revisão são a eficácia do dentífrico com flúor na prevenção da cárie dentária em crianças, adolescentes, jovens adultos e idosos, em comparação com outros dentífricos tradicionais com flúor.

Os dentífricos com elevado teor de flúor têm uma ação mais protetora sobre as cáries em crianças, adolescentes e jovens adultos do que as pastas dentífricas tradicionais com 500, 800, 1050-1450 ppm de F. O objetivo desta revisão foi procurar a evidência relativa às pastas dentífricas com elevado teor de flúor e avaliar se têm um maior potencial para prevenir as cáries em crianças, adolescentes, jovens adultos e idosos/partes vulneráveis da sociedade do que as pastas dentífricas tradicionais com 500, 800, 1050-1450 ppm de flúor. A pasta dentífrica com 5000 ppm de flúor mostrou uma redução significativa na taxa de incidência de cáries e um aumento significativo na capacidade tampão quando comparada com outras pastas dentífricas tradicionais com baixo teor de flúor. Os resultados estão de acordo com o estudo realizado por Mannaa A et al., e Nordstrom A e Birkhed D, onde sugeriram que a progressão da cárie e a taxa de incidência diminuíram nos indivíduos que usaram pasta dentífrica com 5000 ppm de flúor e também houve uma redução significativa na *contagem de S.mutans*. As constatações foram vistas como estando de acordo com os estudos realizados por Srinivasan M et al., Ekstrand KR et al., onde sugeriram que a pasta dentífrica com 5000 ppm de F tinha melhores resultados na redução da suscetibilidade à cárie radicular em adultos em comparação com a pasta dentífrica com 1350 ppm e 1450 ppm de flouride respetivamente.

Um estudo conduzido por Nordstrom A e Birkhead D sugeriu que a utilização de pasta dentífrica com 5000 ppm de flúor ajuda a aumentar a concentração salivar de flúor e aumenta a retenção de flúor na placa quando comparada com pasta dentífrica com 1450 ppm de flúor. Verificou-se que a utilização de pasta dentífrica com 5000 ppm de flúor reduz significativamente a hipótese de evitar cáries e resulta na modificação do perfil de risco de cárie, o que está de acordo com um estudo realizado por Manna A et al., A utilização de pasta dentífrica com 5000 ppm de flúor provou ter melhores resultados no potencial de remineralização superficial e subsuperficial quando comparada com outra pasta dentífrica tradicional com flúor. Os resultados estão de acordo com o estudo efectuado por Karlinsey RL et al., que sugeriu que a pasta dentífrica com 5000 ppm de F tinha um melhor potencial de remineralização. O estudo conduzido por Bizhang M et al. e Basappa N et al. sugeriu que a pasta dentífrica com 5000 ppm de flúor tinha uma remineralização superior e diminuía significativamente a desmineralização ou perda mineral em dentes extraídos e mesmo em lesões de cárie artificiais no esmalte. Assim, a partir desta presente revisão, infere-se que a utilização de dentífricos com 5000 ppm de flúor melhoraria significativamente a remineralização, a concentração salivar de flúor, modificaria o risco de cárie, reduziria a suscetibilidade à cárie radicular e evitaria a perda mineral. Existem várias fontes potenciais de flúor, como água fluoretada, comprimidos, géis ou vernizes de flúor, pelo que a ingestão total deve ser estimada antes de utilizar pasta dentífrica fluoretada com 5000 ppm. Além disso, embora não existam dados disponíveis sobre os seres humanos, estudos efectuados em animais demonstraram a toxicidade reprodutiva do fluoreto de sódio quando administrado a níveis muito elevados[8]

A utilização de pasta dentífrica com 5000 ppm de flúor melhora significativamente a remineralização, a concentração salivar de flúor, a retenção de flúor na placa, modifica o risco de cárie, reduz a suscetibilidade à cárie radicular e previne a perda mineral. Assim, os dentífricos com 5000 ppm de flúor têm um melhor potencial de prevenção da cárie e efeitos superiores nos factores relacionados com a cárie, como a placa dentária e as variáveis salivares, e estes dentífricos devem ser utilizados após consulta com um dentista. A prevenção da cárie dentária em crianças e adolescentes é geralmente considerada como uma prioridade para os serviços dentários e interpretada como sendo mais rentável do que o seu tratamento. O fator importante que trouxe a mudança no quadro de cárie em todo o mundo nos últimos 25 anos é a presença universal do flúor, principalmente na água fluoretada e no creme dental com flúor. Estudos revelaram que o uso de pasta de dentes com alto teor de flúor, especialmente pasta de dentes com 5000 ppm de flúor, reduz significativamente a acumulação de placa bacteriana, diminui o número de *estreptococos mutans* e *lactobacilos,* aumenta a concentração de flúor na saliva e a concentração de flúor na placa bacteriana e promove a formação de cristais de fluorapatite, o que diminui a formação de cárie dentária[8]

Bochechos com flúor

Os colutórios fluoretados contendo 0,05% de fluoreto de sódio utilizados diariamente demonstraram reduzir significativamente a formação de lesões por baixo das bandas. Embora a utilização adequada destes produtos proporcione ao doente uma maior proteção contra a cárie, é necessário que o doente cumpra a utilização dos colutórios. Estes elixires bucais foram combinados com agentes antibacterianos, como o clorexideno, o triclosan ou o zinco, para melhorar o seu efeito cariostático[35]

Vernizes com flúor

Uma vez que os aparelhos ortodônticos fixos induzem um elevado desafio cariogénico, existe a necessidade de uma suplementação de flúor mais contínua, independentemente da cooperação do paciente. Por isso, pode ser recomendado o uso de flúor tópico na forma de vernizes, soluções ou géis. A utilização de vernizes fluoretados provou ser um método viável e seguro de aplicação de flúor. As vantagens do verniz de flúor em relação a outros regimes de flúor tópico incluem a proteção do esmalte com flúor, apesar do não cumprimento por parte do doente, e a administração de flúor de forma sustentada durante um período de tempo mais longo. Foi relatado que a aplicação de um verniz fluoretado resultou numa redução de 44,3% na desmineralização do esmalte em pacientes ortodônticos[36]

Avanços recentes na prevenção da lesão da mancha branca

Selantes e adesivos

Em geral, a duração do tratamento ortodôntico faz com que o paciente tenha um risco aumentado de cárie por um período prolongado de tempo. Como resultado, a liberação contínua de flúor do sistema de colagem em torno da base do braquete seria extremamente benéfica. Os cimentos de ionómero de vidro (CIV) foram utilizados como adesivos de ligação ortodôntica para tirar partido da sua ligação química à estrutura dentária e da libertação sustentada de flúor após a ligação. Numa tentativa de aumentar a força de ligação dos GICs, foram adicionadas partículas de resina para criar sistemas de ligação de GICs modificados com resina (RMGI). Estes adesivos libertam flúor como os GICs convencionais, mas também têm maior resistência de união. Verificou-se que os selantes de fossas e fissuras fotopolimerizáveis colocados na superfície vestibular adjacente aos brackets ortodônticos colados eram 80% eficazes na prevenção da desmineralização in vitro e não exigiam a colaboração do paciente[5]

Agentes antimicrobianos

A clorexidina é um dos agentes antimicrobianos de largo espetro mais utilizados em medicina dentária. Provou ser muito eficaz na manutenção do controlo da placa bacteriana e da gengivite, tanto em estudos a curto como a longo prazo, sem desenvolver organismos resistentes. A combinação do clorexideno com o primário de colagem ou a sua aplicação após a colagem ter sido concluída não resultou numa diminuição significativa da resistência da colagem ao cisalhamento e induziu benefícios antiplaca. Mais recentemente, a utilização de outro antimicrobiano, o cloreto de cetilpiridinim (CTC), demonstrou inibir o crescimento bacteriano[37]

Elastómeros de fluoreto

Vários fabricantes estão a comercializar ligaduras elásticas e cadeias de alimentação que contêm flúor. Muitas investigações também sugerem que os módulos elastoméricos libertadores de flúor foram eficazes na redução da acumulação de placa bacteriana e da descalcificação do esmalte à volta dos brackets. As ligaduras elastoméricas contendo flúor libertaram quantidades significativas de flúor; isto foi caracterizado por uma explosão inicial de flúor durante os primeiros 2 dias e foi seguido por uma diminuição logarítmica durante o resto do período de teste de 6 meses. As abraçadeiras elastoméricas impregnadas de flúor libertaram significativamente mais flúor do que as abraçadeiras sem flúor. Na presença de pasta dentífrica fluoretada e de elixir bucal, a libertação de flúor é também significativamente maior. Assim, os elastómeros fluoretados podem absorver fluoreto do seu ambiente[38]

Edulcorantes pouco fermentáveis

Tem sido sugerido que o xilitol pode afetar diretamente o processo de desmineralização e remineralização do esmalte. Estudos avaliaram a influência de uma pastilha de xilitol no perfil da placa dentária de pacientes com aparelhos ortodônticos fixos. Verificaram que as pastilhas de xilitol podem reduzir a acidogenicidade da placa dentária. A utilização de pastilhas sem açúcar deve ser recomendada após a remoção dos aparelhos ortodônticos fixos, embora ainda não exista informação quantitativa que indique um efeito benéfico clinicamente significativo em relação à remineralização natural[39]

Irradiação por laser de árgon

Uma aplicação interessante dos lasers de árgon em Ortodontia envolve a sua capacidade de alterar o esmalte, tornando-o menos suscetível à desmineralização. Verificou-se que a utilização de lasers de árgon produz resistência à desmineralização e pode prevenir uma grande percentagem de WSLs durante o curso do tratamento[40]

Microabrasão

A microabrasão tem sido amplamente utilizada para a remoção de defeitos superficiais não cariosos do esmalte. Recentemente, esta técnica também tem sido defendida para a remoção de lesões brancas desmineralizadas pós-ortodônticas. Estudos demonstraram que a microabrasão é uma abordagem de tratamento eficaz para a melhoria cosmética de lesões de esmalte desmineralizadas pós-ortodônticas de longa data[41]

Um dos produtos mais recentes introduzidos é o creme dentário tópico sem açúcar, à base de água, que contém Recaldent™ CPP-ACP (CaesinPhophopeptide -Amorphous Calcium Phosphate) e é utilizado para o tratamento de lesões de manchas brancas ligeiras a moderadas. Recaldent™ é derivado da proteína do leite, a caseína. Há muitos anos que se sabe que o leite e os seus derivados têm um efeito protetor dos dentes. Recentemente, a investigação demonstrou que esta atividade se deve a uma parte da proteína da caseína denominada Fosfopeptídeo de Caseína (ou CPP), que tem iões de cálcio e fosfato "presos" a si, sob a forma de Fosfato de Cálcio Amorfo (ou ACP). Este complexo de CPP-ACP (Recaldent™) é um sistema de entrega ideal para iões de cálcio e fosfato biodisponíveis. Existem produtos como a GC Tooth Mousse que incorpora Recaldent™ .

Estes produtos serão úteis para proteger o ambiente oral numa vasta gama de situações em que possa surgir um desequilíbrio mineral[5]

As lesões de manchas brancas são uma das complicações mais comuns do tratamento ortodôntico fixo. A responsabilidade de um ortodontista é minimizar o risco de o paciente ter descalcificação como consequência do tratamento ortodôntico, educando e motivando os pacientes para uma excelente prática de higiene oral. Deve ser implementada uma profilaxia com aplicação tópica de flúor: pastas dentífricas com alto teor de flúor, colutórios com flúor, géis e vernizes durante e após o tratamento ortodôntico, especialmente para pacientes com alto risco de cárie.

B. Traumatismo do esmalte\ Dano

Ao colocar os aparelhos, a utilização descuidada de um assentador de banda pode resultar em fratura do esmalte. É necessário ter cuidado quando estão presentes restaurações grandes, uma vez que estas podem resultar em fratura das cúspides não suportadas. A descolagem também pode resultar em fratura do esmalte, tanto com brackets metálicos como cerâmicos (Fig. 4)[42] Deve ter sempre o cuidado de remover os brackets e os agentes de ligação residuais de forma adequada para minimizar o risco de fratura do esmalte. A utilização de brocas de descolagem tem o potencial de remover o esmalte, especialmente em peças de mão rápidas com turbina de ar. É necessário ter cuidado e atenção quando os adesivos são removidos.

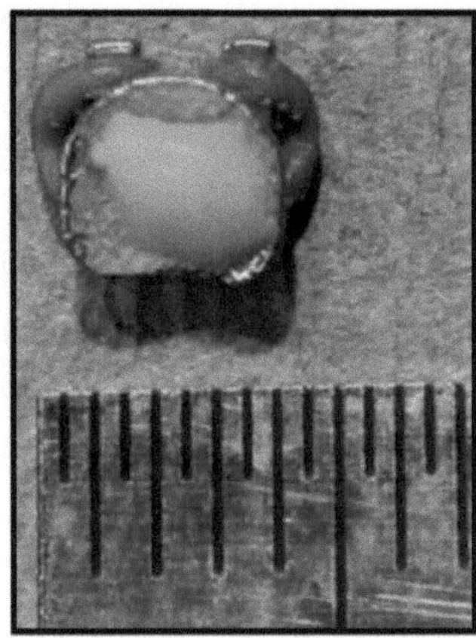

Figura 16: Fratura do esmalte no descolamento

A remoção de aparelhos ortodônticos fixos (descolagem) envolve a aplicação de uma força para romper a ligação entre a superfície do dente e o aparelho. O resultado dessa aplicação de força será uma falha coesiva dentro da própria resina ortodôntica ou uma falha adesiva na interface entre o dente e a superfície de união do aparelho. O esmalte pode ser danificado no processo de descolagem ou durante a limpeza do cimento ortodôntico residual.

A falha do bracket adesivo pode remover o esmalte se a força da ligação micromecânica entre o esmalte e a resina de ligação exceder a força coesiva do próprio esmalte. Os brackets cerâmicos que utilizam uma interface de ligação química (em vez de micromecânica) correm um maior risco de danificar o esmalte devido à força da ligação. A incidência de fratura do esmalte devido à remoção de brackets cerâmicos é referida na literatura como sendo de 10-35%. É evidente que nem todos os braquetes cerâmicos são iguais neste aspeto e as gerações mais recentes de braquetes cerâmicos podem ser menos susceptíveis de fraturar o esmalte após a descolagem.

Atualmente, não existem métodos para remover a resina ortodôntica residual que sejam completamente atraumáticos para a superfície do dente. Dependendo da técnica empregue, perdem-se cerca de 20-50 μm de esmalte durante a limpeza da resina, e arranhões e ranhuras serão inevitavelmente deixados na superfície do esmalte. Qualquer remoção do esmalte superficial expõe as hastes do prisma e pode, teoricamente, aumentar a suscetibilidade à dissolução ácida. O inevitável arranhar e arranhar da superfície do esmalte devido à remoção da resina com instrumentos rotativos foi postulado para aumentar a suscetibilidade a cáries e manchas, embora este risco tenha sido minimizado por outros. Na ausência de investigações clínicas a este respeito, vale a pena considerar que os estudos de acompanhamento a longo prazo de dentes que foram esmaltados para outros fins (tais como redução interproximal ou remodelação estética) não mostraram qualquer prejuízo quando a superfície foi deixada lisa[43]

Método de remoção de adesivo

Ambas as brocas utilizadas no presente estudo para a remoção da resina adesiva da superfície do esmalte dos dentes durante a descolagem causaram alguns danos na superfície do esmalte. Verificou-se que os valores de rugosidade diminuíram significativamente com a utilização da broca de aço inoxidável do que com a broca de carboneto de tungsténio. A broca de aço inoxidável a baixa velocidade produziu uma superfície de esmalte lisa e foi capaz de preservar a superfície do dente mais próxima do seu estado original.

O passo final do tratamento ortodôntico fixo é a remoção dos braquetes da superfície do dente. Nesse processo, a superfície do dente fica altamente vulnerável a traumas irreversíveis[44] Os danos ao esmalte superficial são preocupantes para os ortodontistas, pois ele constitui a camada mais dura e contém a maior quantidade de minerais e flúor. A perda de esmalte e a subsequente exposição dos prismas de esmalte à cavidade oral diminuem a resistência do esmalte aos ácidos orgânicos presentes na placa dentária, aumentando assim o risco de desmineralização. O aumento da rugosidade da superfície do esmalte e a consequente maior vulnerabilidade à desmineralização, bem como a possibilidade de alteração de cor, estão entre os efeitos colaterais presumidos da remoção dos braquetes[45] Os restos residuais de adesivo e resina composta após a descolagem dos braquetes ortodônticos podem levar ao acúmulo de placa bacteriana, ao desenvolvimento de doença periodontal, à descoloração da porcelana e ao comprometimento da estética.

Os restos de adesivo podem ser removidos por diferentes métodos, tais como broca de carboneto de tungsténio e peça de mão de alta velocidade, broca de carboneto de tungsténio e peça de mão contra-ângulo com alta ou baixa velocidade, broca de carboneto e discos soflex com peças de mão de alta e baixa velocidade e abrasão a ar com óxido de alumínio. Os métodos convencionais de remoção de adesivo podem causar rugosidade visível na superfície do esmalte, criar sulcos profundos com 10-20 µm de profundidade e resultar na perda de mais de 100 µm do esmalte subjacente. Para além dos métodos convencionais, foram sugeridas brocas de compósito reforçadas com fibra para a remoção de restos de adesivo. Estudos anteriores confirmaram que a velocidade de rotação é um fator importante, porque quando a broca de carboneto de tungsténio foi montada numa peça de mão de baixa velocidade, foram produzidos menos danos do que com a peça de mão de alta velocidade, que mostrou o pior desempenho. Mais recentemente, produtos químicos fluorescentes de luz ultravioleta (UV) foram adicionados aos adesivos ortodônticos para serem utilizados como auxiliares na remoção de restos de adesivo, mas o uso desse método com brocas de carbeto de tungstênio multilâminas não causou menos danos do que a iluminação convencional. A cor de um objeto é determinada pela reflexão da luz na sua superfície, e uma superfície rugosa pode causar dispersão dos raios de luz reflectidos. Considerando que os diferentes métodos de remoção de adesivo estão associados a alguns graus de trauma no esmalte, e que não se chegou a um consenso sobre um protocolo eficiente para a remoção completa de restos de adesivo com o mínimo de trauma e descoloração[47] , este estudo teve como objetivo avaliar a rugosidade da superfície e a descoloração do esmalte após a remoção de adesivo através de três métodos: 1) broca de carboneto de tungsténio com peça de mão de alta velocidade; 2) broca de compósito reforçado com fibra de vidro rica em zircónio e 3) broca de carboneto de tungsténio de 12 canais com peça de mão de baixa velocidade[9]

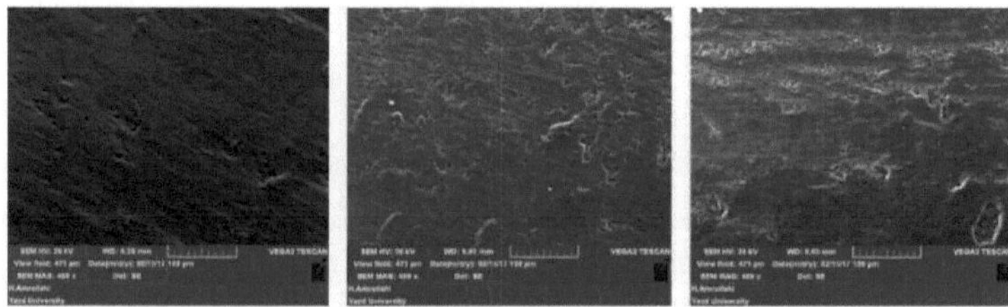

Figura 17: Rugosidade da superfície das amostras após a remoção da resina por broca de carboneto e peça de mão de baixa velocidade (ampliação x400).

Figura 18: Rugosidade da superfície das amostras após a remoção da resina por broca de carboneto e peça de mão de alta velocidade (ampliação x400).

Figura 19: Rugosidade da superfície das amostras após remoção da resina por

broca de compósito reforçada com fibra de vidro rica em zircónio (ampliação de 400x).

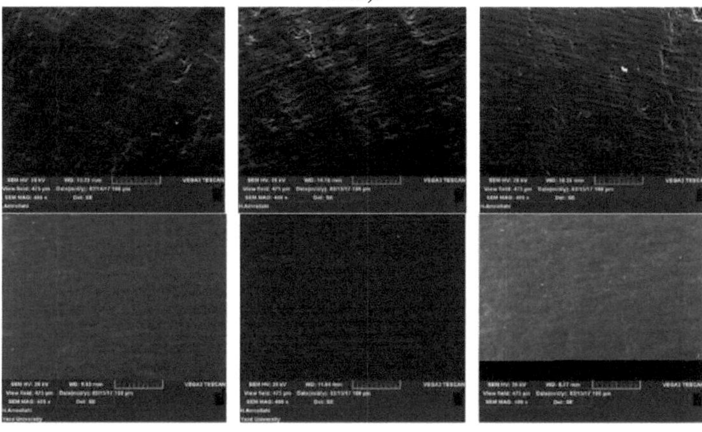

A.   As imagens SEM mostraram que a broca de compósito criou a superfície de esmalte mais lisa, enquanto a peça de mão de baixa velocidade e a broca de carboneto de tungsténio criaram a mais rugosa.

B.   A avaliação da cor revelou que a menor e a maior alteração de cor foram observadas na peça de mão de baixa velocidade, na broca de carboneto e na broca de compósito reforçado com fibra de vidro rica em zircónio, respetivamente

C. Desgaste do esmalte

Pode ocorrer o desgaste do esmalte contra os braquetes metálicos e cerâmicos (abrasão). É comum nas pontas dos caninos superiores durante a retração, quando a ponta da cúspide atinge os brackets dos caninos inferiores (Fig. 20). Também pode ser observada nas bordas incisais dos dentes anteriores superiores, onde os braquetes de cerâmica são colocados nos incisivos inferiores[48] . Os braquetes cerâmicos são muito abrasivos e, portanto, contra-indicados para os dentes anteriores inferiores, onde há qualquer possibilidade de os braquetes ocluírem com os dentes superiores, tendo em conta que a sobremordida pode aumentar nas fases iniciais do tratamento. Qualquer erosão do esmalte deve ser registada antes do início do tratamento e devem ser dados conselhos dietéticos adequados para minimizar a perda de substância dentária. As bebidas carbonatadas e os sumos puros são as causas mais comuns de erosão e devem ser evitados em doentes com

aparelhos fixos

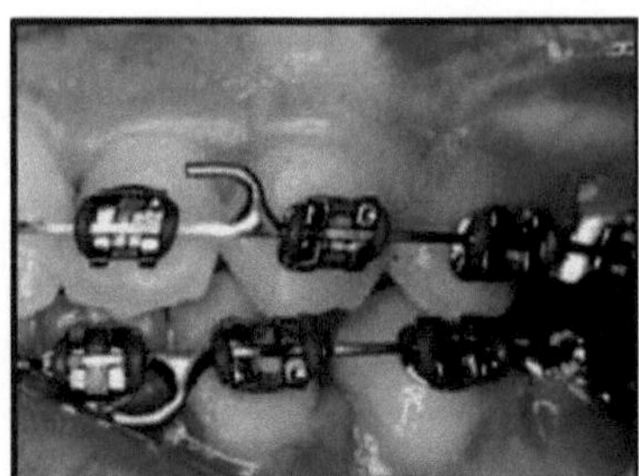

Figura 20: Ponta do canino superior mostrando abrasão do suporte metálico do canino inferior

D. Reabsorção radicular

A reabsorção radicular externa está inevitavelmente associada ao tratamento com aparelhos fixos, embora a sua extensão seja imprevisível. A reabsorção pode ocorrer na superfície apical e lateral das raízes, mas as radiografias só mostram a reabsorção apical até um certo grau. Muitos casos não mostrarão qualquer reabsorção clinicamente significativa, mas é provável que tenham ocorrido alterações microscópicas em superfícies que não são visualizadas em radiografias de rotina. No entanto, a reabsorção raramente compromete a longevidade dos dentes. A perda vertical de osso através da doença periodontal cria uma perda muito maior de fixação e suporte do que a sua perda equivalente à volta do ápice de um dente.

O mecanismo da reabsorção dentária não é claro. As teorias incluem força excessiva e hialinização do ligamento periodontal, resultando numa atividade excessiva dos cementoclastos e osteoclastos. O que é claro são os factores de risco que estão associados a casos de reabsorção severa. Estes podem ser resumidos em:

1. As raízes rombas e em forma de pipeta apresentam uma maior quantidade de reabsorção do que outras formas de raiz.

2. As raízes curtas estão mais expostas ao risco de reabsorção do que as raízes de comprimento médio.

3. Os dentes previamente traumatizados têm um risco acrescido de reabsorção.

4. Os dentes não vitais e os dentes tratados com raiz têm um risco acrescido de

reabsorção.

    5. Forças pesadas estão associadas à reabsorção, assim como o uso de fios rectangulares, tração de Classe II, a distância a que o dente é movido e o tipo de movimento dentário realizado.

    6. Procedimentos ortodônticos e ortognáticos combinados.

O tratamento de caninos ectópicos pode induzir a reabsorção dos dentes adjacentes devido à duração do tratamento e à distância a que o canino é movido. A intrusão dentária também está associada a um risco maior, assim como o movimento dos ápices radiculares contra o osso cortical. Acima dos 11 anos de idade, o risco de reabsorção com o tratamento parece aumentar. Os adultos têm raízes mais curtas no início e o potencial de reabsorção é maior.

- A reabsorção radicular é inevitável com o tratamento com aparelhos fixos

- Em média, perde-se 1-2 mm de raiz apical durante um tratamento ortodôntico

- Os dentes previamente traumatizados têm um risco acrescido de reabsorção radicular

As opiniões dividem-se quanto ao facto de a duração do tratamento estar associada a um aumento da reabsorção. Alguns não encontram qualquer correlação com o tempo de tratamento, enquanto outros consideram que existe um aumento da reabsorção com o aumento do tempo de tratamento. Em alguns doentes, as causas sistémicas podem contribuir, por exemplo, o hipertiroidismo, mas na maioria dos casos não se consegue isolar nenhuma causa subjacente para além da suscetibilidade individual. O risco familiar também é conhecido.

Observa-se uma grande variação no grau de reabsorção, destacando o papel da suscetibilidade individual para além dos factores de risco identificados. Ainda é necessária investigação nesta área para identificar os mecanismos de reabsorção, os factores desencadeantes e os mecanismos reparadores, se as modalidades de tratamento tiverem de ser modificadas no futuro para minimizar os danos radiculares. Atualmente, nenhum caso está imune ao risco de reabsorção radicular, até certo ponto, e os pacientes devem ser avisados no início do tratamento de que esse risco existe. O reconhecimento de factores de risco específicos, radiografias precisas e a interpretação das radiografias no início do tratamento são importantes para minimizar a reabsorção radicular. Quando a reabsorção é reconhecida clinicamente durante o tratamento, devem ser utilizadas forças leves, o comprimento da raiz deve ser monitorizado semestralmente com radiografias e os objectivos do tratamento devem ser reconsiderados para maximizar a longevidade da dentição. A utilização de tiroxina para minimizar a reabsorção radicular tem sido defendida por alguns autores, mas não é utilizada por rotina[49]

Quando os dentes são submetidos a movimentos ortodônticos, pode também ocorrer reabsorção do cemento e da dentina. Este processo tem sido designado por "reabsorção radicular induzida pela ortodontia" (OIRR). Embora tenha sido demonstrado que as crateras de reabsorção podem cicatrizar através da deposição de cemento, as raízes tornar-se-ão permanentemente encurtadas se a reabsorção separar uma região apical do resto da raiz.

Como a OIRR é assintomática, só pode ser diagnosticada radiográfica ou histologicamente. Devido ao potencial para distorções, as radiografias panorâmicas e periapicais tiradas com a técnica do ângulo bissectante são consideradas menos precisas do que as periapicais tiradas com uma técnica paralela. Os estudos de feixe cónico demonstraram um bom potencial a este respeito; no entanto, o grau de exposição à radiação torna questionável a sua utilização de rotina para o diagnóstico da OIRR.

De um modo geral, 48-66% dos dentes tratados ortodonticamente experimentam OIRR na ordem de 2 mm ou menos. Os dentes anteriores são mais suscetíveis à RIRD e 1-5% sofrerão mais de 4 mm de encurtamento radicular[50] . Os estudos histológicos, por outro lado, sugerem que mais de 90% dos dentes sofrem algum grau de OIRR. A discrepância entre os dados radiográficos e histológicos reflecte o facto de nem todas as lesões de reabsorção progredirem para o encurtamento radicular, que é o resultado mensurável numa radiografia bidimensional[2]

Foi observado que a suscetibilidade à OIRR varia entre indivíduos. Embora a genética seja responsável por mais de metade desta variação, um conjunto diversificado de outros factores relacionados com o paciente tem sido associado à OIRR, incluindo a idade, a morfologia dentária, certos medicamentos, deficiências hormonais, hipotiroidismo, hipopituitarismo, densidade óssea alveolar, morfologia radicular, alcoolismo crónico, sexo, proximidade da raiz ao osso cortical, sexo e a gravidade e tipo de má oclusão.

A natureza do tratamento ortodôntico em si também pode influenciar a experiência de

OIRR, embora a evidência apenas apoie as "forças leves" como sendo protectoras contra a OIRR. Uma recente revisão sistemática das forças ortodônticas e da OIRR não foi capaz de fazer qualquer recomendação sobre um nível de força adequado a este respeito.

Existe também uma associação temporal entre as forças ortodônticas e a RIRC, pois forças intermitentes estão associadas a uma menor RIRC do que forças contínuas. Isso poderia explicar as observações de que os aparelhos removíveis têm demonstrado causar menos RIRB do que os aparelhos fixos e que a terapia com alinhadores transparentes causa quantidades similares de RIRB aos aparelhos fixos que usam uma "força leve controlada". Também parece haver uma correlação positiva entre o tempo total de tratamento e a RRO, e as pausas no tratamento podem reduzir a RRO. Por outro lado, os dentes tratados com aparelhos autoligáveis não apresentam menor RRO, o que é consistente com os dados de que os aparelhos autoligáveis não reduzem o tempo total de tratamento em comparação com a ligadura convencional, e também sugere que as forças dos dois sistemas são comparáveis.

Embora a suscetibilidade inerente de um indivíduo à RII possa não ser modificável pelo clínico, ainda podem ser tomadas medidas para identificar os indivíduos que podem estar em maior risco. À luz da evidência de uma base genética, a consideração das experiências ortodônticas dos membros da família pode ajudar a identificar os indivíduos que são particularmente propensos à OIRR. Além disso, devem ser reconhecidos os fatores relacionados aos dentes que predispõem os indivíduos à RIRD, tais como história de trauma ou formato anormal da raiz.

Foi recomendado um rastreio radiográfico aos 6 meses após o início do tratamento para identificar os doentes com tendência para a OIRR. Aqueles indivíduos que mostram sinais de OIRR devem ter radiografias semestrais a partir de então, durante toda a duração do tratamento. Quando a OIRR é uma preocupação, a força ortodôntica deve ser descontinuada, o que irá efetivamente parar o processo.

Apesar da prevalência da OIRR, há poucos dados na literatura sobre o prognóstico a longo prazo de dentes com raízes encurtadas e as implicações da OIRR mencionadas na literatura são hipotéticas. Estudos de acompanhamento a longo prazo demonstraram que a hipermobilidade nesses dentes é rara e só é observada em casos extremos. Isso é explicado pela contribuição relativamente pequena da área apical dos dentes para o suporte periodontal geral. Kalkwarf *et al.* estimaram que uma perda radicular apical de 3 mm num incisivo maxilar era equivalente a uma perda de 1 mm de suporte periodontal alveolar. Foi sugerido que os dentes com OIRR podem ser piores pilares em prótese fixa e podem ser mais comprometidos se a doença periodontal se desenvolver[2]

A reabsorção radicular é comum durante a movimentação ortodôntica dos dentes (Krishnan, 2005). A reabsorção radicular limitada, envolvendo um número de dentes, pode ser considerada uma consequência do tratamento ortodôntico. Se o paciente desenvolver uma patose adicional, como a doença periodontal, isso pode comprometer ainda mais o suporte do dente e o paciente pode, eventualmente, perder esse dente. Entretanto, nenhum relato na literatura documentou a perda dentária causada pela reabsorção radicular. Um relato de caso de longo prazo documentou o acompanhamento de um caso de reabsorção radicular grave que ocorreu durante 33 anos, e os dentes afectados foram considerados funcionais. No entanto, a falta de relatos na literatura sobre a perda de dentes devido à reabsorção radicular não exclui esse risco potencial. O problema da reabsorção radicular como consequência do tratamento ortodôntico foi discutido pela primeira vez por Ketcham (1927). Ele também foi o primeiro a indicar outros fatores, como distúrbios hormonais e deficiência alimentar, além das variáveis do tratamento ortodôntico, que podem ser fatores contribuintes para a reabsorção radicular. A etiologia da reabsorção radicular ainda não está clara e é complexa, incluindo predisposição genética e ambiental. A predisposição genética torna mais previsível a reabsorção radicular associada ao tratamento ortodôntico. A melhor abordagem para a reabsorção radicular é considerar os factores de risco, discutir os factores identificados com o paciente que procura tratamento ortodôntico e incluir esses factores no formulário de consentimento do tratamento. Esses fatores de risco incluem a duração do tratamento. O risco de reabsorção radicular aumenta com a duração do tratamento. O tratamento de caninos impactados pode prolongar o tempo de tratamento ou o movimento desses caninos pode levar a um aumento do risco de reabsorção radicular. A morfologia fina, cónica e dilacerada da raiz resulta em raízes mais propensas a reabsorção. Além disso, o histórico de trauma associado aos dentes anteriores aumenta o risco de reabsorção radicular. Por conseguinte, é necessária a documentação da condição através de radiografias periapicais pré-tratamento dos incisivos maxilares e mandibulares. A possível extração do primeiro ou segundo pré-molares maxilares e mandibulares, bem como a utilização de elásticos intermaxilares durante o tratamento, também deve ser considerada. A reabsorção radicular resultante de tratamento ortodôntico anterior é um risco que pode resultar num maior encurtamento da raiz). O retratamento ortodôntico desses casos deve ser realizado com cautela e os objectivos do tratamento devem ser limitados. Alguns hábitos, como a sucção do polegar, trauma oclusal ou história de bruxismo crónico, podem aumentar o risco de reabsorção radicular. Recomenda-se a avaliação da condição através de uma radiografia de progresso 6-12 meses após o início do tratamento ortodôntico. Estas podem ser radiografias periapicais ou panorâmicas. O paciente deve ser informado de que, se for observada reabsorção radicular, o tratamento ativo deve ser interrompido durante pelo menos 3 meses. O processo reparador da reabsorção radicular começa duas semanas após a interrupção do tratamento ativo[51]. Nesta fase, deve ser considerado um plano de tratamento alternativo e o tratamento deve ser interrompido se for observada uma reabsorção radicular grave.

Disfunção temporomandibular (DTM)

A literatura tem dado muita atenção à relação entre as DTMs e o tratamento ortodôntico. Embora as DTMs sejam comuns na população idosa ortodôntica, quer o tratamento ortodôntico seja efectuado ou não, não existem provas que suportem a teoria de que o tratamento ortodôntico cause ou cure as DTMs. A pré-existência de DTM deve ser registada, e o doente deve ser avisado de que o tratamento não irá previsivelmente melhorar a sua condição. Alguns pacientes podem sofrer um aumento dos sintomas durante o tratamento, o que também deve ser discutido no início do tratamento. Quando os doentes apresentam sintomas durante o tratamento, este deve ser direcionado para a eliminação da desarmonia oclusal e dos ruídos articulares, tranquilizando simultaneamente o doente. Os regimes de tratamento padrão também podem ser indicados, por exemplo, dieta suave e exercícios para os maxilares. Não analisámos esta área em pormenor nesta secção, uma vez que é abordada em factos e fantasias na secção seguinte, mas foi recentemente publicada uma excelente visão geral da relação entre a ortodontia e a relação oclusal.

O diagnóstico "desordem temporomandibular" (DTM) carece de uma definição universalmente aceite. Okeson descreveu a DTM como os sinais e sintomas associados à disfunção mastigatória que surgem da articulação temporomandibular, da dentição e dos músculos.

A possível relação entre ortodontia e DTM está intimamente relacionada com a questão de como a oclusão pode influenciar a DTM em geral. Existe a perceção de que a contribuição da oclusão para a DTM tem sido historicamente exagerada pela profissão de dentista, e que pode ser mais apropriadamente gerida com um paradigma médico do que dentário.

Sabe-se que a incidência de DTM aumenta com a idade e o número crescente de adultos que procuram tratamento ortodôntico tornou este tópico particularmente relevante. Para além disso, os adultos podem estar teoricamente em maior risco de DTM devido à terapia ortodôntica se a adaptabilidade do seu sistema estomatognático for menor do que a de uma pessoa mais jovem.

Até ao final da década de 1980, tinha sido efectuada relativamente pouca investigação para explorar a relação entre a ortodontia e as DTM. Isso mudou em 1987, quando um tribunal dos EUA concedeu uma indemnização substancial a um paciente que processou o seu ortodontista por "causar" DTM. Desde essa altura, sucessivas investigações têm demonstrado que não existem provas suficientes que sugiram que a terapia ortodôntica previna, cause ou trate as DTM. No entanto, como Michelotti e Iodice salientaram na sua revisão sobre este tema, a ausência de provas não é o mesmo que a evidência da ausência.

Desenhar e executar um estudo capaz de demonstrar uma relação causal entre a terapia ortodôntica e as DTMs seria um desafio excecional. Para além de controlar a má oclusão inicial e o tipo de terapia ortodôntica, uma avaliação adequada teria de controlar um grande número de associações relacionadas com as DTM. Estas incluem idade, classe social, etnia, estado psicossocial, género, história de trauma, etnia, actividades parafuncionais, remoção do terceiro molar, condições de dor coexistentes e genética. Além disso, os desafios da definição e do diagnóstico de DTM teriam de ser ultrapassados, bem como o potencial para o efeito placebo e a variabilidade entre observadores. Daí a observação de Luther de que "até à data nunca houve uma avaliação satisfatória da ortodontia no que respeita às DTM".

Estudos longitudinais, retrospectivos e transversais comparando a incidência de DTM em pacientes com e sem histórico de tratamento ortodôntico não podem demonstrar causalidade, mas podem destacar possíveis associações. No entanto, estão a surgir evidências de que pode haver um subconjunto de pacientes que têm uma predisposição genética para as DTMs causadas pela ortodontia. Por isso, pode ser uma simplificação excessiva afirmar que não existe relação entre o tratamento ortodôntico e as DTMs.

Apesar da relação equívoca entre ortodontia e DTM, os clínicos ainda têm o dever médico-legal de rastrear potenciais pacientes para DTM e encaminhá-los adequadamente quando um achado positivo é feito. Além disso, pode ser prudente evitar iniciar o tratamento nos casos em que a DTM já existe. Os pacientes com um historial de DTM devem compreender que a sua condição pode potencialmente estabilizar, piorar ou melhorar como resultado da terapia ortodôntica[52]

A DTM é uma doença que pode incluir dor nos músculos mastigatórios, desarranjo interno do disco da articulação temporomandibular (ATM) e distúrbios degenerativos da ATM como problemas separados ou podem ser uma combinação. Na população adulta geral não tratada, foi demonstrado que 26-59% relatam pelo menos um sintoma de DTM. Para além disso, 48-86% da população em geral apresenta pelo menos um sinal clínico. A etiologia das DTM é complexa e não pode ser explicada numa base de causa e efeito. A má oclusão pode ser considerada em alguns casos como um fator contribuinte, mas não é o único fator etiológico. A mordida aberta anterior esquelética, a sobremordida reduzida e o aumento do overjet estão associados a pacientes com osteoartrite da ATM. Não há evidências de que a sobremordida ou a sobressaliência desempenhem um papel na fisiopatologia de distúrbios não artríticos. A perda de suporte molar pode estar associada à presença e gravidade da osteoartrose. Além disso, a presença de mordida cruzada posterior não parece provocar sintomas ou doenças da ATM. Certas características, como a mordida aberta anterior em pacientes com osteoartrose, foram consideradas como uma consequência da DTM e não como factores etiológicos da doença. Uma combinação de um mínimo de duas a cinco variáveis oclusais contribuiu para a DTM encontrada nos grupos de pacientes. Aumentos significativos no risco ocorreram seletivamente com mordida aberta anterior, mordida cruzada lingual maxilar unilateral, overjet de mais de 6-7 mm, mais de 5-6 dentes posteriores em falta, e deslizamentos da posição cúspide retruída (RCP) para a posição cúspide inicial (ICP) de mais de 2 mm. A contribuição global dos factores oclusais para as DTM é considerada como sendo de 10-20%, enquanto 80-90% está relacionada com outros factores. O tratamento ortodôntico durante a adolescência não aumenta o risco de DTM. Também a extração de dentes para fins de tratamento ortodôntico não aumenta o risco de desenvolvimento de sinais e sintomas de DTM. Para além disso, não existe um risco elevado de DTM devido à utilização de qualquer mecânica ou aparelho ortodôntico em particular. O tratamento ortodôntico não deve ser iniciado em pacientes com sinais e sintomas agudos de DTM. O tratamento ortodôntico deve ser adiado quando a crise estiver controlada. Se o paciente desenvolver sinais e sintomas durante o tratamento ortodôntico, então todas as forças activas devem ser descontinuadas sem necessidade de remoção dos aparelhos ortodônticos fixos. De seguida, os sinais e sintomas de DTM devem ser controlados através de uma abordagem conservadora. Quando os sinais e sintomas estiverem controlados, o profissional deve reavaliar os objectivos do tratamento. Em alguns casos, o tratamento ortodôntico deve ser interrompido se os sinais e sintomas não puderem ser controlados.

A desordem temporomandibular (DTM) é normalmente caracterizada como um termo agregado que inclui vários problemas clínicos que envolvem os músculos mastigatórios, a articulação temporomandibular (ATM) e as estruturas relacionadas e constitui a entidade clínica mais prevalente que afecta o aparelho mastigatório. A etiologia e a fisiopatologia da DTM são compreendidas de forma ineficaz. É comummente reconhecido que a etiologia das DTM é multifatorial. Entre estes, a oclusão é frequentemente referida como um dos principais componentes etiológicos das DTM. Várias especulações dependem desta suposta afiliação e têm defendido a utilização de metodologias como a terapia com aparelhos oclusais, máquinas de reposicionamento frontal, alteração oclusal, procedimentos restauradores, tratamento ortodôntico e ortognático. Alternativamente, vários tipos de mediações dentárias, incluindo o tratamento ortodôntico de rotina, têm sido apontados como causas de DTM[53] . Atualmente, a possível relação entre a terapia ortodôntica e os sinais e sintomas das DTMs ainda é motivo de debate entre ortodontistas, comunidade odontológica e pacientes odontológicos. Assim, o objetivo deste artigo é revisar criticamente as evidências de uma possível associação entre má oclusão, tratamento ortodôntico e DTM.

O fator oclusal mais comum no bruxismo é uma discrepância entre a relação cêntrica e a oclusão cêntrica; invariavelmente, essa discrepância é acompanhada por uma contração assíncrona ou tensão sustentada nos músculos temporais e masseteres durante a deglutição". Assim, sugeriu o equilíbrio oclusal para proporcionar equilíbrio muscular e eliminar o bruxismo. No entanto, estudos EMG com o objetivo de testar esta hipótese através da introdução de interferências artificiais apresentaram resultados inconsistentes[54]

A má oclusão provocou a deslocação posterior e predominante do côndilo. Consequentemente, houve a necessidade de descer o côndilo, libertando a mandíbula presa. A partir daí, diferentes más oclusões têm sido relacionadas com sinais ou indicações de DTM. Porém, a maioria dos resultados dos estudos realizados não conseguiu demonstrar que o tratamento ortodôntico tenha um impacto preventivo ou terapêutico na ocorrência de DTM. Desta forma, apesar do facto de diferentes más oclusões terem sido relacionadas com sinais ou efeitos colaterais de DTM, os estudos estão sujeitos a uma série de vieses que levam a uma aceitação questionável dos resultados. Foi realizado um estudo populacional com 3033 indivíduos para investigar a relação entre estalido e crepitação da ATM, sobressaliência e sobremordida. O estudo não demonstrou uma relação entre sobremordida ou sobressaliência e DTM. Entre as discrepâncias transversais, diz-se que as mordidas cruzadas posteriores têm um grande impacto na ATM. De acordo com a cadeia de eventos causal proposta, a mordida cruzada posterior pode resultar em alterações da relação disco-côndilo, que por sua vez são responsáveis pela deslocação do disco e pelo clique na ATM. Uma análise de regressão de base populacional de 1291 jovens adultos não conseguiu estabelecer uma correlação entre as mordidas cruzadas e a deslocação do disco na ATM. Outros factores etiológicos, como o trauma, o comportamento parafuncional, as perturbações psicossociais, o género, a genética e os mecanismos mediados centralmente, são considerados mais importantes.

GESTÃO DA DTM ANTES/DURANTE O TRATAMENTO ORTODÔNTICO:

Antes de iniciar o tratamento ortodôntico, é aconselhável efetuar sempre um exame de rastreio para detetar a presença de DTM. Por razões médico-legais, quaisquer achados, incluindo sons da ATM, desvio durante os movimentos mandibulares ou dor, devem ser registados e actualizados em intervalos de 6 meses, e o consentimento informado deve ser assinado pelo paciente[55] . Quando um paciente relata dor facial / DTM antes do início do tratamento, o tratamento ortodôntico não deve ser iniciado enquanto a dor for aliviada. Uma vez que a dor tenha sido resolvida e a condição esteja estável durante um período de tempo razoável, o início da terapia ortodôntica pode ser considerado. O plano de tratamento deve ser sempre adaptado de acordo com a lista de problemas do paciente, com os princípios da medicina dentária baseada em evidências e com o senso comum, considerando as características de cada paciente e tendo em conta a razão pela qual o paciente procura tratamento[12]

Os sinais e manifestações de DTM são flutuantes e podem desenvolver-se durante o tratamento ortodôntico. O ortodontista deve informar o paciente de que elas são profundamente predominantes na população em geral e que a etiologia é multifatorial, não sendo concebível estabelecer uma relação com o tratamento ortodôntico. Caso o paciente apresente sinais ou manifestações de DTM durante o tratamento ortodôntico dinâmico, o passo inicial é sempre fazer o diagnóstico correto. O passo seguinte consiste em interromper brevemente o tratamento ortodôntico dinâmico para evitar factores agravantes. O início das forças ortodônticas aplica poderes aos dentes que podem causar angústia ou agonia transitórias. De facto, o tormento ortodôntico incitado por métodos para separadores provocou uma diminuição transitória nos limites de tormento de peso do masseter e também dos músculos temporais[56] . A terceira etapa consiste em gerir a dor seguindo os métodos tradicionais recomendados, como a farmacoterapia, o tratamento social, as actividades domésticas e a recuperação ativa. Um pouco mais tarde, quando o paciente estiver aliviado da dor, o tratamento ortodôntico pode ser prosseguido como já foi planeado ou, se for importante, ajustado de acordo com a condição do paciente. A DTM é uma patologia multifatorial, sendo difícil demonstrar uma relação imediata entre uma das causas, por exemplo, a oclusão e a DTM. É essencial excluir diferentes razões para a dor facial antes de examinar os dentes como o potencial fator etiológico. Tal como indicado pela medicina dentária baseada em evidências, os especialistas em medicina dentária devem utilizar as melhores evidências actuais quando tomam decisões sobre o tratamento de cada paciente, coordenando a capacidade clínica individual com as melhores provas clínicas acessíveis.

CONCLUSÕES

O número crescente de adultos que procuram tratamento ortodôntico tornou claro que o ortodontista deve seguir cuidadosamente os pacientes após a conclusão do tratamento ativo, enfatizando que uma boa manutenção é particularmente importante para o grupo de pacientes com alto risco de recaída.

Cuidados a ter com os dentes após a descolagem:

Logo após a descolagem, é importante limpar os dentes através de uma destartarização. Por vezes, poderá ficar com manchas superficiais de café, chá e alimentos e bebidas com cores fortes.

Isto é importante para manter a saúde da gengiva também. Assim, a destartarização é importante para remover a mancha e o cálculo da gengiva e da área supra-gengival.

Após a descolagem, é muito importante efetuar uma inspeção. Uma radiografia de acompanhamento é importante para verificar se existem ou não cáries, a saúde da gengiva e o tratamento em função disso.

Branqueamento dos dentes:

Para além de uma boa limpeza, é uma boa altura para falar sobre o branqueamento dos dentes, se é algo em que todos estão interessados. Os tratamentos de branqueamento em clínica são rápidos e eficazes. É uma óptima forma de tratar um paciente após uma descolagem. Toda a gente já estará a sorrir e ansiosa por mostrar o seu novo sorriso; tê-lo brilhante e branco aumenta a excitação do sorriso e da expressão. O tratamento de branqueamento dentário é rápido, fácil e sem problemas.

Prepare-se para usar um retentor

Após a descolagem, é fabricado um aparelho de contenção. O retentor mantém os dentes numa posição perfeitamente direita - tal como o aparelho os deixou. Pode parecer um pouco desanimador, mas semanas e até meses depois de tirar o aparelho é quando os dentes estão em maior risco de se moverem. A última coisa que toda a gente quer é ver os dentes voltarem a ficar tortos depois de tanto tempo a usar o aparelho. Usar um aparelho de contenção é uma parte importante do cuidado com os dentes depois do aparelho. Os dentes anteriores inferiores parecem ser particularmente vulneráveis à deslocação. O paciente pode ter de usar o retentor a toda a hora no início e, eventualmente, usá-lo apenas à noite. Por isso, é necessário continuar a usá-la o mais tempo possível para garantir que o paciente se destaca da multidão com dentes fantásticos e perfeitos para o resto da sua vida - e não apenas durante um ano ou mais após o tratamento ortodôntico.

Cuidados diários com os dentes após o tratamento

Após o tratamento, o paciente precisa de implementar uma boa rotina de cuidados diários de saúde oral para manter os dentes:

- Escovar os dentes duas vezes por dia. Lembre-se de mudar a escova de dentes de três em três ou de quatro em quatro meses, ou quando as cerdas se desgastarem.

- Use fio dental todos os dias. Isto ajuda a livrar-se da placa bacteriana e de outros pedaços de comida que a escova de dentes não consegue alcançar. Não se esqueça de passar o fio dental em cada espaço entre cada dente.

- Limpe o aparelho de contenção pelo menos duas vezes por dia quando o usar a tempo inteiro. Caso contrário, limpe-o diariamente quando o usar durante a noite.

- Enxaguar a boca com água depois de comer alimentos açucarados e bebidas escuras, como o café e o vinho tinto, que podem manchar os dentes.

Níveis de stress

Os níveis de stress podem afetar significativamente a saúde dentária. O stress já é suficientemente mau. Mas também pode aumentar a probabilidade de ranger os dentes ou cerrar o maxilar, especialmente quando está a dormir. O stress pode levar alguém a cerrar inconscientemente os músculos do maxilar, causando desconforto, espasmos musculares e afectando o funcionamento da articulação temporomandibular.

A tensão, o ranger de dentes e o cerrar de dentes são sintomas dolorosos. Mas podem ser tratados. O melhor remédio, no entanto, são os cuidados dentários preventivos. Isso significa ir à raiz do problema. Para muitas pessoas, isso pode muito bem ser o stress.

Ser gentil

A recessão gengival ocorre quando o tecido à volta dos dentes é empurrado para trás ou se desgasta. Por vezes, pode expor as raízes dos dentes. O doente pode minimizar o risco de recessão gengival através de:

- Evite ranger ou cerrar os dentes

- Utilize uma escova de dentes com cerdas macias e faça uma pressão suave, evitando esfregar as gengivas com força

Consultas de acompanhamento

Após o tratamento ortodôntico, é importante seguir as consultas com o ortodontista. Normalmente, isto é para garantir que o aparelho de contenção se ajusta corretamente e que está a cumprir a sua função. A maioria das pessoas precisa de usar as suas contenções durante um longo período de tempo para evitar que os dentes voltem a uma posição desalinhada. Se alguém não usar o aparelho durante algumas noites, pode notar que ele parece mais apertado ou um pouco fora do lugar quando o usa novamente. Isto deve-se ao facto de os dentes poderem sair do alinhamento muito rapidamente.

Para Use o retentor conforme indicado

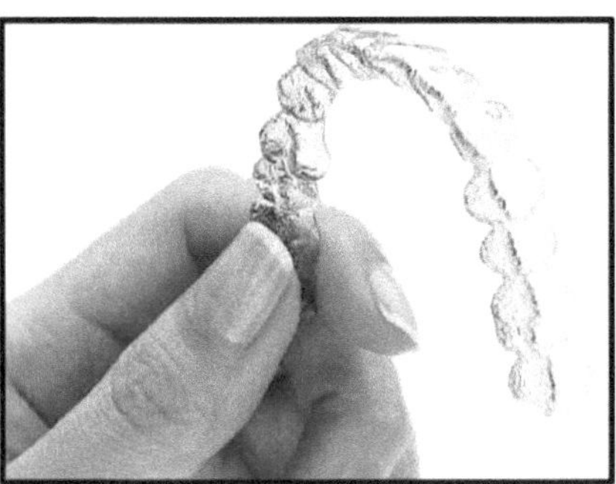

Os nossos dentes têm uma tendência natural para voltarem à sua posição original após um procedimento de alisamento dentário. De facto, os dentes correm o maior risco de voltar a mover-se nas primeiras semanas e meses após a descolagem3

A contenção mantém os seus dentes na sua nova posição alinhada. Ninguém quer desfazer todos aqueles meses de uso e cuidados com o aparelho e é importante usar sempre a sua contenção de acordo com as instruções do seu ortodontista.

Eis o que pode esperar de um aparelho de fidelização:

- O ortodontista irá provavelmente tirar impressões dos dentes assim que o tratamento terminar após a descolagem. Esta impressão é utilizada para fazer os aparelhos de contenção.

- A maior parte dos ortodontistas irá usar os seus aparelhos de contenção a tempo inteiro no início e, eventualmente, passar a usá-los apenas à noite.

- Pode demorar uma semana ou mais a habituar-se ao uso do aparelho, mas em breve quase nem dará por ele.

Cuidar bem dos aparelhos de contenção

Limpe os aparelhos de contenção pelo menos uma vez por dia ou de acordo com as instruções do ortodontista. Não deve voltar a colocar uma contenção contaminada numa boca acabada de escovar.

Muitos aparelhos de contenção podem ser facilmente limpos no lavatório com pasta de dentes normal e uma escova de dentes. No entanto, para outros aparelhos de contenção, tem de utilizar elixir bucal ou um produto de limpeza de próteses. Se não tiver a certeza, o doente deve perguntar ao ortodontista qual o melhor método para manter as contenções limpas.

É necessário andar sempre com um estojo de aparelho de contenção. Durante as refeições, muitas pessoas simplesmente embrulham o seu aparelho de contenção num guardanapo e colocam-no de lado. É assim que os aparelhos de contenção são muitas vezes deitados fora acidentalmente. Um estojo de plástico é muito menos suscetível de ser confundido com um guardanapo velho e ser deitado fora.

CUIDADOS A TER COM OS DENTES ANTES E DEPOIS DO APARELHO

Usar aparelho ortodôntico pode trazer mudanças emocionantes, uma vez que o paciente espera ter os dentes alinhados após o tratamento ortodôntico. O tratamento ortodôntico é um compromisso de um a três anos que requer a sua participação total para obter os melhores resultados.

Desde que decidiu comprometer-se com esta viagem, é importante que o paciente cuide dos dentes durante e especialmente depois de usar o aparelho. Alguns aspectos a ter em conta quando usa aparelho dentário incluem:

- A escovagem e o uso do fio dental entre os dentes serão mais difíceis com o aparelho

- A higiene oral exigirá mais tempo e esforço

- Poderá necessitar de ser escalado com mais frequência

- As cáries e as gengivas inflamadas aparecem mais facilmente

- Os dentes podem descolorir durante a utilização do aparelho

- Os dentes podem continuar a mover-se após a descolagem

Seguir as directrizes abaixo pode ajudar a conseguir uma transformação bem sucedida do sorriso, manter os dentes e as gengivas saudáveis e evitar uma recaída do seu tratamento ortodôntico.

Cuide dos dentes durante o uso do aparelho

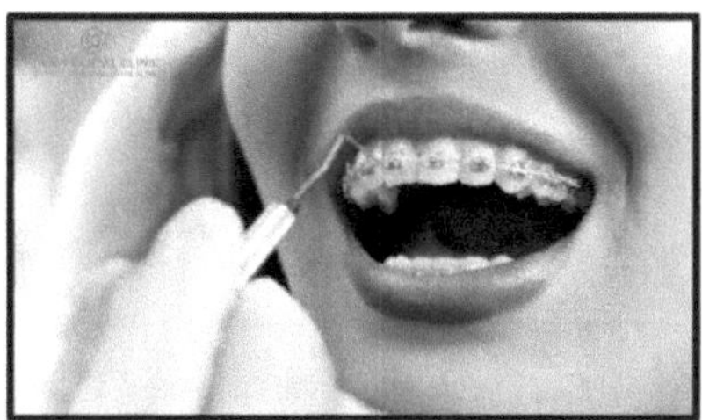

O uso de aparelhos torna a escovagem dos dentes mais crucial do que nunca, porque a placa bacteriana pode acumular-se rápida e facilmente nos dentes.

Vai ser um pouco mais difícil manter uma higiene oral saudável com aparelho ortodôntico, simplesmente porque é preciso um pouco mais de esforço do que sem ele. Mantenha-se afastado de alimentos duros e não mastigue objectos duros como canetas e unhas. Algumas instruções :

1. Evite alimentos pegajosos e estaladiços.

2. Não mastigue gelo.

3. Para retirar os elásticos e quaisquer outras peças amovíveis do aparelho antes de escovar os dentes e usar o fio dental.

4. Enxagúe bem a boca com água antes de escovar os dentes.

5. Escolha uma escova de dentes de cerdas macias aprovada pela ADA. As escovas de dentes com cabeças mais pequenas funcionam bem para limpar aparelhos e dentes.

6. Utilize sempre um movimento de escovagem suave e circular

7. Escovar depois de cada refeição.

8. Para colocar a escova num ângulo de 45 graus por cima e por baixo dos fios ortodônticos para limpar o aparelho.

9. Para escovar cada dente individualmente, coloque a escova num ângulo de 45 graus em relação à linha da gengiva. Utilize um movimento circular e limpe todas

as superfícies dos dentes.

10. Para fazer um check-up e uma limpeza dentária de seis em seis meses

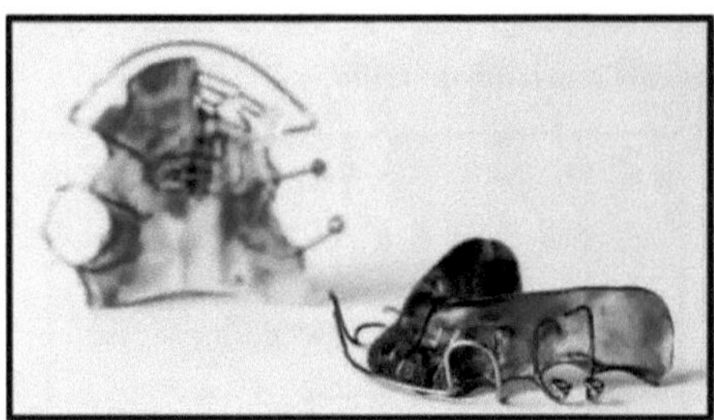

Normalmente, depois de remover o aparelho, os seus dentes serão exatamente aquilo com que o paciente sonhou: direitos, brancos e praticamente perfeitos.

No entanto, se o paciente não mantiver um regime oral rigoroso, pode enfrentar problemas após o uso do aparelho, tais como

- Os dentes saem das suas posições rectilíneas

- Cárie dentária

- Gengivite

- Manchas nos dentes

- Recuo das gengivas

- Distúrbios da ATM

- Ranger de dentes

- Dor no maxilar

Deslocação dos dentes depois do aparelho

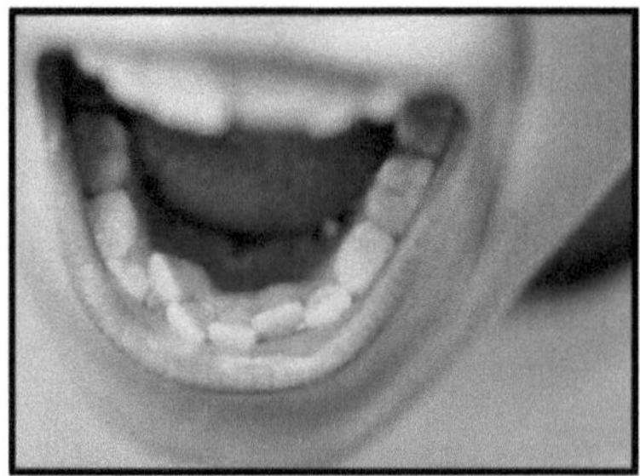

Pode surpreender-se se os dentes começarem a mover-se depois de retirar o aparelho. Isto pode acontecer devido a vários factores, incluindo:

- Não usar o seu retentor de acordo com as instruções

- Ranger os dentes enquanto dorme

- Envelhecimento

- Genética

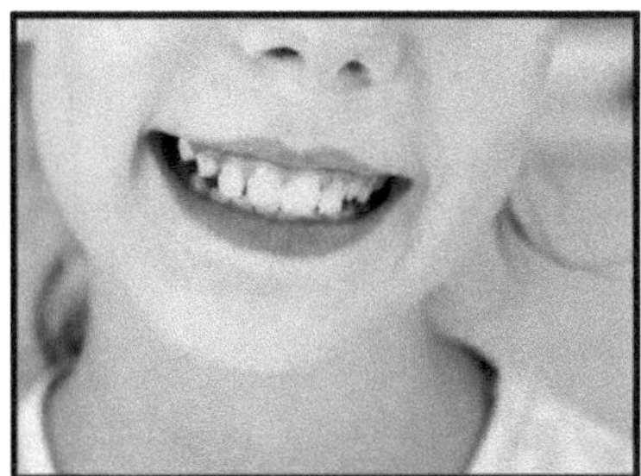

A placa bacteriana e o cálculo também podem causar o amarelecimento dos dentes durante o uso do aparelho. Enquanto a placa bacteriana é branca ou invisível, o tártaro tem uma aparência amarela ou castanha mais escura.

As opções de tratamento para estas manchas incluem:

1. Branqueamento dos dentes

Os produtos de branqueamento de venda livre podem ajudar, mas o branqueamento profissional em consultório dá-lhe os melhores resultados.

2. Remineralização

O esmalte danificado pela desmineralização pode reparar-se a si próprio com uma melhor higiene oral e uma melhor dieta com menos açúcares.

3. Medicina dentária cosmética

Os procedimentos dentários cosméticos, como a colagem e as facetas, podem branquear dentes com descolorações mais graves.

A pode ajudar a prevenir dentes manchados com:

- Bons hábitos de higiene oral, como escovar duas vezes por dia, usar fio dental diariamente e enxaguar com um colutório com flúor aprovado pela ADA.

- Exames dentários regulares e limpezas profissionais.

- Faça uma dieta saudável com baixo teor de açúcares e alimentos ricos em amido.

Outras causas destas manchas incluem a alimentação, o excesso de flúor e a genética.

Sugestões para melhorar os cuidados dentários após o tratamento ortodôntico:

1. Os retentores não são negociáveis

A primeira coisa que o ortodontista lhe dirá quando o seu aparelho for retirado é sobre o aparelho de contenção. Pode parecer que isso diminui a excitação de finalmente remover o seu aparelho, mas há uma razão para eles serem tão importantes. Se não usar o seu aparelho de contenção, muito do seu progresso, algum do qual foi ganho ao longo de anos de uso do aparelho, perder-se-á.

Os aparelhos de contenção são a pedra angular dos cuidados dentários depois do aparelho. Fazem exatamente o que o nome diz: retêm as melhorias do seu tratamento ortodôntico e evitam que o seu novo sorriso regrida para os problemas que tinha anteriormente.

O tempo que precisa de usar uma contenção para cuidar dos seus dentes depois do aparelho depende muito do tratamento. Pode variar em meses ou anos. O doente deve ter uma ideia de quanto tempo é necessário continuar a usar o aparelho.

2. Para evitar o branqueamento dentário

Para além dos importantes benefícios para a saúde no desenvolvimento dos dentes e do maxilar, o tratamento ortodôntico faz com que o seu sorriso tenha o aspeto que sempre desejou. Por isso, é natural que queira garantir que o seu novo sorriso seja tão limpo e branco quanto possível.

No entanto, o branqueamento dos dentes, embora geralmente benigno para a saúde oral, pode ser uma má ideia quando está a tentar manter os cuidados dentários depois de o seu aparelho ter desaparecido. O tratamento ortodôntico deixa os dentes sensíveis à medida que se acomodam na sua nova posição. Da mesma forma, o branqueamento dos dentes também aumenta a sensibilidade.

Se começar a branquear os seus dentes imediatamente após a remoção do aparelho, poderá sentir dores extremas ao comer ou beber, mesmo que os alimentos ou bebidas estejam à temperatura ambiente!

Seis meses é o período de tempo recomendado para esperar antes de iniciar um sistema de branqueamento dentário após o aparelho. Isto dá aos seus dentes tempo para se adaptarem e se sentirem normais novamente.

Embora seja comum os dentes apresentarem alguma descoloração após a colocação do aparelho, não deve demorar muito tempo até que a saliva e a escovagem os ajudem a voltar a ter um aspeto consistente e saudável. Uma forma de o paciente evitar a descoloração após a remoção do aparelho é certificar-se de que não deixa de escovar os dentes enquanto estiver a usar o aparelho

3. A escovagem e o uso do fio dental são igualmente importantes

Por falar em escovagem, os cuidados dentários regulares depois do aparelho não devem mudar - partindo do princípio que pratica uma boa higiene oral durante o tratamento. É necessário escovar duas vezes por dia e usar fio dental, durante cerca de dois minutos, para evitar cáries, amarelecimento dos dentes e doenças das gengivas.

Para alguns, o tratamento ortodôntico pode demorar anos. Seria trágico passar tanto tempo a melhorar a saúde dentária geral para depois começar um ciclo de necessidade de limpeza e preenchimento de cáries devido a maus cuidados após a remoção do seu aparelho.

Felizmente, se se tornou um perito na escovagem *com* aparelho, fazê-lo sem ele será muito fácil. Todo o processo é muito mais simples do que quando tem um aparelho oral, e a sua contenção pode ser removida por breves períodos de tempo para lhe permitir um acesso fácil a todas as superfícies dos dentes.

4. Para comer com cuidado

À medida que os dentes se reajustam à vida depois do aparelho, pode notar um aumento da sensibilidade durante mais de um mês ou dois depois de o retirar. Embora os alimentos não representem um risco único para alguém que completou um tratamento ortodôntico em comparação com qualquer outra pessoa, alguns alimentos podem ser desconfortáveis de comer.

Uma forma de evitar a dor de dentes durante o tratamento dentário após o aparelho é simplesmente moderar os alimentos ou bebidas que consome e evitar os que causam problemas.

Os alimentos ou bebidas a temperaturas extremas são uma das fontes mais prováveis de dor. Embora possa deixar arrefecer algumas coisas, como bebidas quentes, é mais difícil evitar problemas de temperatura com alimentos frios, como gelados. Se lhe doer comer ou beber, só tem de esperar. A sensibilidade irá diminuir sem dar por isso.

No entanto, devido ao movimento dos seus dentes, eles também podem ser sensíveis a uma pressão forte. Alimentos mastigáveis ou estaladiços podem causar tanta dor como temperaturas extremas. Se o paciente sentir dor com estes alimentos, saiba que é apenas temporária.

A melhor forma de atuar é evitar estes alimentos tanto quanto possível. Se lhe doer comer ou beber, tente novamente dentro de uma ou duas semanas com os mesmos alimentos para ver se a dor está a diminuir. Após algumas semanas, se a dor ao comer ou beber não melhorar, ou se piorar, o doente deve marcar uma consulta. É possível que outro problema, como uma cárie ou uma fratura dentária, seja a causa.

5. Marque um check-up dentário

Mesmo que não tenha dores de dentes, deve marcar uma consulta com o ortodontista logo após a descolagem. A parte básica será a raspagem e o acompanhamento.

O principal benefício de um exame dentário como parte dos cuidados orais após o aparelho é procurar cáries nos dentes, agora que são mais fáceis de examinar minuciosamente. Se mantiver a sua rotina de cuidados dentários durante o tratamento ortodôntico, o paciente não deverá ter quaisquer problemas. Mas não é invulgar que as pessoas com bons hábitos tenham cáries de vez em quando - a alimentação moderna tem uma quantidade surpreendente de açúcar escondido em quase tudo

Uma destartarização também pode ajudar o paciente a estabelecer uma aparência consistente entre os dentes. Por vezes, uma limpeza completa é tudo o que o paciente precisa em vez de branqueadores agressivos para restaurar o aspeto saudável dos seus dentes.

REFERÊNCIAS

1. Diamanti-Kipioti A, Gusberti F A, Lang NP. Efeitos microbiológicos clínicos dos aparelhos ortodônticos fixos. J Clin Perio 1987; 14:326-333.

2. Naranjo AA, Trivino ML, Jaramillo A, Betancoutrth M Botero JE. Alterações na microbiota subgengival e parâmetros periodontais antes e 3 meses após a colocação do bracket. Am J Orthod dentofacial orthop 2006;130:275.e17- 275.e22.

3. Nelson PA Artun J. Perdas ósseas alveolares dos dentes anteriores superiores em pacientes ortodônticos adultos. Am J OrthodDentofacOrthop 1997;111:328-334.

4. Johal. A, Katsaros C, Kuijpers-jagtman AM. Estado da ciência em tópicos controversos: incisivos laterais maxilares em falta - um relatório da reunião da sociedade angular da Europa de 2012. Prog Orthod 2013;14:20.

5. Wennstorm J., 1996, Mucogingivaj considerations in orthodontic treatment. Semin. Orthod 2, 46-54.

6. Yanover L, Ellen RP. A Clinical and microbiological examination of gingival disease in prepubescent females (Exame clínico e microbiológico da doença gengival em mulheres pré-púberes). J Periodontol 1986;57:562-7

7. Fillion D. Melhorando o conforto do paciente com braquetes linguais. J Clin orthod 1997;31:689-694

8. Booth-Mason S, Birnie D. Lesão ocular penetrante causada por um aparelho ortodôntico: relato de um caso. Eur J Orthod 1988; 10:111-114

9. Gjerdet N, Erichsen E S, Remlo H E, EvjenG. Níquel e ferro na saliva de pacientes com aparelhos ortodônticos fixos. Ata OdontScand 1991;49:73-78

10. Toroglu SM Haytac C Koksal F. Evaluation of Aerosol Contamination During Debonding Proceduresb. Angle Orthodontist , 2001;71:299-306

11. Buckthal JE, Mayhew MJ, Kusy Rp, Crawford JJ. Estudo dos Procedimentos de Esterilização e Desinfeção. Journal of Clinical Orthodontics, 1986;20:759- 765

12. Pernier C., Grosgogeat B., Ponsonnet L., Benay G., Lissac M. Influência da esterilização em autoclave nos parâmetros de superfície e nas propriedades mecânicas de seis fios ortodônticos. European J of Orthodontics 2005; 27:72-81.

13. Evangelista MB, BerzinsDW, Monaghan P. Effect of Disinfecting Solutions on the

Mechanical Properties of Orthodontic Elastomeric Ligatures. Angle Orthod. Vol 77,No 4, 2007;681-687.

14. Uzel I, Haydar B. Klinik Ortodontide Sterilizasyonve Dezenfeksiyon. Turk Ort Der. 1989,2(2):328-333.

15. Ozer. M. Dis Hekimliginde Sterilizasyon Kontrol Yontemleri. 4. Ulusal Sterilizasyon Dezenfeksiyon Kongresi. Samsun, 2005.

16. Maruo IT, Rosa EAR, Maruo H, Tanaka O, Guariza Filho O, Ignacio SA, Camargo ES. Efeito do enxaguatório bucal com Chiorhexidine na contagem de Streptococci do Biofilme de Expansão Palatina transmitido pelo tecido dentário. OrthodCraniofac Res 2008; 11:136-142.

17. Dogan A.A, Cetin ES, Hussein E, Adiloglu A. Avaliação microbiológica do bochechos com dicloridrato de octenidina após 5 dias de utilização em pacientes ortodônticos. Angle Orthodontist, 2009;79.

18. Decker EM, Weiger R, Wiech I, Heide PE, Brecx M. Comparação do efeito antiadesivo e antibacteriano dos anti-sépticos no Streptococcus Sanguinis. Eur J Oral Sci. 2003;111:144-148.

19. Hobson R S, Clark J D. Management of the orthodontic patients at risk from infective endocarditis. Br Dent J 1995;178:289-295.

20. Zachrisson B U. Causa e prevenção de lesões nos dentes e estruturas de suporte durante o tratamento ortodôntico. Am J Orthod 1976;69:285-300.

21. Xiaoting L Yinb T, Yangxic C. Intervenções para a dor durante a terapia com aparelhos ortodônticos fixos Uma revisão sistemática. Angle Orthod 2010;80:925-932.

22. Lobre WD, Callegari BJ, Gardner G, Marsh CM, Bush AC, Dunna WJ. Controlo da dor em ortodontia usando um dispositivo de vibração micropulso: um ensaio clínico randomizado. Angle Orthod 2015;1-6.

23. Keith DJ, Rinchuse DJ, Kennedy M, Zullo T. Efeito do acompanhamento de massagem de texto no nível de dor e ansiedade auto-relatados pelos pacientes. Angle Orthod 2013;83:605-610.

24. Yamaguchi, M., Kasai , K., 2007. Os efeitos da mecânica ortodôntica na polpa

dentária. Semin. Orthod. 13, 272-280.

25. Sharma AA, Park JH. Considerações estéticas na papila interdentária: remediação e regeneração. J EsthetRestor Dent 2010;22:18-28.

26. Brown DF, Moerenhout RG. The pain experience and psychological adjustment to orthodontic treatment of preadolescents, adolescents, and adults. Am J Orthod Dentofacial Orthop 1991;100:349-356.

27. Boucher Y. Farmacologia e dores de cabeça. Rev OrthopDento Facial 1999;33:13-38.

28. Fujiyama K, Honjo T, Suzuki M, Matsuoka S, Deguchi T. Análise do nível de dor em casos tratados com o alinhador Invisalign: comparação com a terapia fixa edgewise . Prog Orthod 2014;15:64.

29. Geiger A M, Gorelick L, Gwinnett A J. Griswold P G. O efeito de um programa de flúor na formação de manchas brancas durante a ortodontia. Am J Orthoddentoorthop 1988;93:29-37.

30. Ogaard B Bishara SE, Duschner H (2004) Efeitos no esmalte durante a colagem - descolagem e tratamento com aparelhos fixos, em Graber TM, Eliades T, Athanasiou AE, eds: Risk Management in orthodontics: Experts Guide to Maipraactice. Hanover Park, IL, Quintessence Publishing 30-32.

31. Zickert I, Jonson A, Klock B, Krasse B. Atividade da doença e necessidade de cuidados com o dantel num plano de capitação baseado na avaliação do risco. Br Dent J.2000;189(9):480.

32. Ten Cate JM, Exterkate RA, Buijs MJ. A eficácia relativa das pastas de dentes com flúor avaliada com o ciclo de PH. Caries Res. 2006;40:136-41

33. Marquis RE, Antomicrobial actions of fluoride for oral bacteria. Can J Microbio 1995;41:955-64.

34. Tavss EA, Mellberg JR, Joziak M, Gambogi RJ, Fischer SW, Relationship between dentifrice fluoride concentration and clinical caries reduction. Am J Dent. 2003;16:369-74.

35. Ogaard B (2001) Oral microbiological changes , long-term enamel alferations due to decalcification, and caries prophylactic aspects, in Brantley WA, Eliades T, eds;

orthodontic Materials. Aspectos científicos e clínicos. Stuttgart, Thieme 123-142.

36. Vivaldi-Rodrigues G, Demito CF, Bowman SJ, Ramos AL (2006) A eficácia de um verniz fluoretado na prevenção do desenvolvimento de lesões de manchas brancas. World J Orthod 7:138-144.

37. Al-Muallam TA, Evans CA, Drummond JL, Matasa C, Wu CD (2006) Propriedades antimicrobianas de um adesivo ortodôntico combinado com cloreto de cetilpiridínio. Am J Orthod Dentofacial Orthop 129:245-251.

38. Wiltshire WA (1999) Libertação de flúor in vitro e in vivo de ligaduras ortodônticas eiastoméricas. Am J Orthod dentofacial orthop 115: 288-292.

39. Sengun A, Sari Z Ramoglu SI, Malkoc S, Duran I (2004) Avaliação do efeito de recuperação do PH da placa dentária de uma pastilha de xilitol em pacientes com aparelhos ortodônticos fixos. Angle Orthod 74:240-244.

40. Noel L Rebellato J, S heats RD (2003) O efeito da irradiação com laser de árgon na resistência à desmineralização do esmalte humano adjacente a brackets ortodônticos: um estudo in vitro. Angle orthod 73:249-258.

41. Murphy T C, Willmot DR, Rodd HD (2007) Tratamento de lesões brancas desmineralizadas pós-ortodônticas com microabrasão: uma avaliação quantitativa. Am J Orthod Dentofacial orthop 131:27-33.

42. Jones M, Perda de esmalte aquando da remoção da ligação. Br J Orthod 1980;7;39.

43. Zachrisson BU, Nyoygaard L, Mobarak K, A saúde dentária avaliada mais de 10 anos após a redução do esmalte interproximal dos dentes anteriores da mandíbula. Am J OrthodDentofacorthop 2007;131:162-169.

44. Faria-junior EM, Guiraldo RD, Berger SB, Correr-sobrinho L, Contreras EF, et al. Avaliação in vivo da rugosidade e morfologia da superfície do esmalte após a remoção de braquetes e polimento por diferentes técnicas. Am J, Otrhod dentofacial Orthop . 2015 mar;147(30): 324-9.

45. Ozer T, Basaran G, Kamal jd rugosidade da superfície do esmalte restaurado após tratamento ortodôntico. Am J orthod dentofacial orthod. 2010 mar 137(3):368- 74.

46. Qable F, Talaei R, Saeedi S, Ghorbani R, Ameli N. Comparative effect of three polishing system on porcelain surface roughness after orthodontic bracket

debonding and composite resin removal: an atomic force microscopy . APOS Trends orthod . 2019;9(4):223-9.

47. Bosco E, Poturubacz MI, Arrizza L, Chimênt C, Tepedino M, Preservação do esmalte durante a remoção do compósito após debondig ortodôntico comparando a hidroabrasão com instrumentos rotatórios. Dent mater J, 2020jun;39(3):367-74.

48. Swartz M L. Braquetes de cerâmica. J Clin Orthod 1988;22:82-88.

49. Loberg E L, Engstrom C, Administração da tiroide para reduzir a reabsorção radicular. Angle Orthod1994;64:395-399.

50. Walker SL , Tieu LD, Flores -Mir C. Comparação radiográfica da extensão da reabsorção radicular apical externa induzida ortodonticamente em dentes vitais e com raiz; uma revisão sistémica . Eur J Orthod 2013;35:796-208.

51. Krishnan, V., 2005. Questões críticas relativas à reabsorção radicular: uma revisão contemporânea. World J. Orthod. 6, 30-40.

52. Abdelkarim A, Jerrold L. Estratégias de gestão de risco em ortodontia. Parte 1: considerações clínicas. Am J Orthoddentofacorthop 2015;148:345-349.

53. Luther F. TMD and oclusion part I. Damned if we do ? oclusion : the interface of dentistry and orthodontics. Br Dent J. 2007;13:202-209.

54. McGlynn FD, Bichajian C, Tira DE, Lundeen HC, Mahan PE, Nicholas BV. O efeito do stress experimental e da interferência oclusal experimental na atividade EMG massetérica. j, craniomandibDisord. 1989;87-92.

55. Machen DE. Aspectos legais da prática ortodôntica; conceitos de gestão de risco. Descarte da sua prática ortodôntica: tenha cuidado. Am J Orthop 1991;99:486- 487.

56. Michelotti A, Farella M Martina R. Sensory and motor changes in human jwa muscles during induced orthodontic pain EurJOrthod. 1999;397-404.

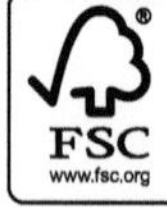

MIX
Papier aus verantwortungsvollen Quellen
Paper from responsible sources
FSC® C105338

Printed by Books on Demand GmbH, Norderstedt / Germany